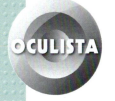

編集企画にあたって…

　白内障手術は，手術手技の確立や技術進歩により安定した手術が行えるようになっている現在，屈折矯正手術としての側面が強調されつつある．挿入する眼内レンズの種類や機能とともに術前に計算された眼内レンズ度数によりもたらされた術後屈折誤差が，患者の術後視機能の満足度を大きく左右する．特に高機能をもった多焦点眼内レンズや乱視矯正眼内レンズでは，±0.5 D を超える術後屈折誤差を生じるとその機能は発揮されにくい．

　眼内レンズ度数決定には 3 つのコツがあり，術前生体計測の精度を上げること，適切な眼内レンズ度数計算式を選択すること，最適化した IOL 定数を使用することである．光学式眼軸長測定装置の進化は目覚ましく，眼軸長や角膜屈折力の測定は簡便かつ高精度になり，前房深度等の他の項目も測定可能となった．眼内レンズ度数計算式の詳細を知らなくてもおおよその計算が可能となったため，術後屈折誤差は大幅に改善し±1 D 以内には入るようになっているのではないだろうか．しかし，ときに驚くような術後屈折誤差が生じることもあるため，どのような症例に起こるのかを予想し，その対策を講じておくことが重要である．将来的にはフェムトセカンドレーザーによる白内障手術が普及した暁には，±0.25 D 以内に収めるという高い基準が要求されてくるものと予想する．

　今回，月刊誌である本誌に特集を組むにあたって，この 1 冊があれば眼内レンズ度数決定には困らないという贅沢な項目立てをさせていただいた．執筆もこの道の経験が豊富で，自験例の検討を重ね学会等で発表しているスペシャリストにお願いした．まず生体計測に関して超音波 A モード法と光学式を，計算方法として度数計算式の特徴とトーリックカリキュレーターの使い方を解説していただいた．次に術後屈折誤差をきたしやすい悩ましい症例を，眼軸長（短・長），角膜屈折力（Flat・Steep），前房深度の視点から対策案をご教示いただいた．そして今やトリプル手術として緑内障や硝子体手術と同時に水晶体再建術を施行する場合も多いことから，同時手術時でのコツをお願いした．さらに最近では術前決定ではなく術中に計測し決定するという新しい手法についても解説していただいた．

　眼内レンズ度数決定を任される研修医や視能訓練士はもちろん，術後屈折誤差対策に意識の高い術者にも必携の書に仕上がったと嬉しく思う．最後にご執筆いただいた先生方に感謝申し上げるとともに，本書が眼科外来の光学式眼軸長測定装置のそばに常備され，活用されることを願っている．

2018 年 6 月

須藤史子

KEY WORDS INDEX

和文

あ
Add on レンズ・83
円錐角膜・58

か
改良型ユニバーサル理論式・20
角膜後面乱視・26
眼軸長測定・10
眼内レンズ・73
眼内レンズ optic capture・66
眼内レンズ度数計算・1, 58
眼内レンズ度数補正・66
眼内レンズパワー計算・20
急峻角膜・34
強膜内固定・66
屈折誤差・47, 66
光学式眼軸長測定装置・1
光学式眼内寸法測定装置・10
光学的眼軸長測定・73
高角膜屈折力・58

さ
残余乱視・83
術後惹起乱視・26
術中波面解析装置・83
スウェプトソース・10
成熟白内障・1
前房深度・66

た, な
タイムドメイン・10
妥当性基準・20
短眼軸長・34
超音波Aモード法・1
長眼軸長・34
倒乱視・26
トーリック眼内レンズ・26
no history 法・47

は
Barrett True K 式・47
バレットユニバーサルⅡ・20

光干渉断層計・73
フーリエドメイン・10
平坦角膜・34

ま, や, ら
網膜硝子体手術・73
毛様溝固定・66
予測前房深度・26
緑内障手術・73
LASIK 術後・47

欧文

A, B, C
Add on intraocular lens・83
adjusting intraocular lens power・66
against-the-rule astigmatism・26
anterior chamber depth・66
A-scan ultrasound biometry・1
axial length measurement・10
Barrett Universal Ⅱ・20
ciliary sulcus fixation・66

E, F, G
effective lens position・34
ELP・26
estimated lens position・26
flat cornea・34
fourier-domain・10
glaucoma surgery・73

H, I
high corneal refractive power・58
Hill-RBF・20
improved universal theoretical formula・20
intraocular lens・73
intraocular lens optic capture・66
intraocular lens power calculation・1, 58

intraoperative aberrometry・83
intrascleral fixation・66
IOL・26
IOL power calculation・20

K, L, M
keratoconus・58
laser *in situ* keratomileusis・83
LASIK・83
long axial length・34
mature cataract・1

N, O
no recommend rotation・83
NRR・83
OCT・47
optical biometry・1
optical biometry of axial length・73
optical coherence biometer・10
optical coherence tomography・73

P, R, S
posterior corneal astigmatism・26
refractive error・66
residual astigmatism・83
short axial length・34
SIA・26
steep cornea・34
surgically induced astigmatism・26
swept-source・10

T, V
time-domain・10
toric intraocular lens・26
validation criteria・20
vitreoretinal surgery・73

WRITERS FILE
(50音順)

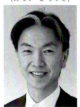

荒井　宏幸
(あらい ひろゆき)

1990年	防衛医科大学校卒業
1992年	同大学病院，医員
1992年	航空自衛隊第9警戒群勤務
1993年	自衛隊中央病院・国家公務員共済三宿病院，医員
1996年	岡田眼科（横浜市），眼科部長
1998年	Queen's Eye Clinic 開設
	南青山アイクリニック横浜，主任執刀医
2010年	医療法人社団ライト設立，理事長
	みなとみらいアイクリニック，主任執刀医

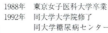

須藤　史子
(すとう ちかこ)

1988年	東京女子医科大学卒業
1992年	同大学大学院修了
	同大学糖尿病センター眼科，助手
2004年	同大学眼科，講師
2006〜07年	米国クリーブランドクリニック コール眼研究所留学
2016年	東京女子医科大学眼科，准教授
	同大学東医療センター眼科，教授

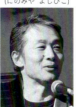

二宮　欣彦
(にのみや よしひこ)

1988年	東京大学工学部卒業
1992年	大阪大学医学部卒業
	多根記念眼科病院
	米国ニュージャージー医科歯科大学フェロー
2002年	行岡病院眼科，部長
2007年	行岡病院，副院長（兼任）
2016年	大阪大学眼科，臨床教授（兼任）

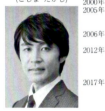

小島　隆司
(こじま たかし)

1998年	名古屋大学卒業
	社会保険中京病院
2000年	同病院眼科，医員
2005年	米国ハーバード大学 Massachusetts Eye and Ear 留学
2006年	米国イリノイ大学眼科留学
2012年	慶應義塾大学医学部博士号取得
	岐阜赤十字病院眼科，主任部長
2017年	慶應義塾大学眼科，特任准教授
	岐阜赤十字病院眼科，非常勤医師
	名古屋アイクリニック，角膜屈折矯正分野担当医

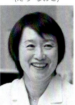

舘　奈保子
(たち なおこ)

1985年	神戸大学卒業
	京都大学眼科入局
1991年	愛知医科大学眼科，助教
1996年	真生会富山医院眼科
2000年	真生会富山病院眼科
2009年	同病院アイセンター
2012年	金沢医科大学，非常勤講師
2014年	大連医科大学（中国）眼科，客員教授
2015年	瀋陽市第四人民医院（中国），客員教授

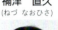

禰津　直久
(ねづ なおひさ)

1980年	日本医科大学卒業
	天理よろづ相談所病院内科系，ジュニアレジデント
1982年	天理よろづ相談所病院眼科，シニアレジデント
1986年	日本医科大学眼科入局
1988年	同，医局長
1990年	同，講師
1993年	等々力眼科，院長

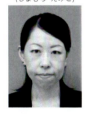

島村恵美子
(しまむら えみこ)

| 1997年 | 国立小児病院附属視能訓練学院卒業 |
| | 埼玉県済生会栗橋病院視能矯正科 |

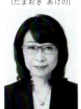
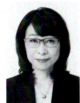

玉置　明野
(たまおき あけの)

1986年	岡山大学卒業
1987年	国立大阪病院附属視能訓練学院卒業
	社会保険中京病院眼科
2005年	川崎医療福祉大学医療技術学部感覚矯正学科，非常勤講師
2007年	愛知淑徳大学健康医療科学部医療貢献学科視覚科学専攻，非常勤講師
2014年	地域医療機能推進機構中京病院眼科

蛭田　恵理
(ひるた えり)

| 2013年 | 北里大学医療衛生学部卒業 |
| | 埼玉県済生会栗橋病院視能矯正科 |

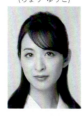

張　佑子
(ちょう ゆうこ)

2006年	関西医科大学卒業
	JR大阪鉄道病院，研修医
2007年	京都府立医科大学附属病院，研修医
2008年	同大学眼科，前期専攻医
2009年	綾部市立病院眼科
2011年	済生会滋賀県病院眼科
2013年	バプテスト眼科クリニック
2015年	京都府立医科大学大学院医学研究科視覚再生外科学

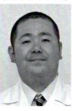

松崎　有修
(まつざき ゆうすけ)

2007年	琉球大学卒業
	越谷市立病院，研修医
2009年	順天堂大学眼科入局
2011年	同大学医学部附属静岡病院眼科，助手

これでわかる眼内レンズ度数決定のコツ

編集企画／東京女子医科大学東医療センター教授　須藤史子

超音波 A モード法の使い方のコツ………………………………………蛭田恵理ほか		1

　超音波 A モード法の原理，測定方法，注意点と，光学式眼軸長測定装置で測定できず超音波 A モード法の測定値で IOL 度数計算を行った自験例を紹介する．

光学式眼内寸法測定装置の特徴と使い方のコツ…………………玉置　明野　　10

　タイムドメイン (TD) とフーリエドメイン (FD) の違いと，光学式眼軸長測定における等価屈折率と区分屈折率について解説し，FD 装置の特徴と使い方のコツを紹介する．

IOL 度数計算式の特徴と IOL 度数決定のコツ……………………禰津　直久　　20

　近年の IOL パワー計算式，特に Barrett Universal II と Hill-RBF について解説し，パワー計算式の成績を向上させるための validation についても解説した．

トーリックカリキュレーターの特徴と使い方のコツ……………二宮　欣彦　　26

　倒乱視化などの問題からトーリックカリキュレーターがたどった，予測前房深度・角膜後面乱視の考慮，ケラトメトリー・ガイダンスシステムとのリンクなどの進化を紹介する．

眼軸長からみた IOL 度数計算のコツ……………………………島村恵美子ほか　34

　短眼軸や長眼軸の症例，眼軸長が標準であっても角膜屈折力が標準的でない症例など，眼軸長と前眼部とのサイズ比が特殊な症例に遭遇したときの計算方法について解説．

Monthly Book OCULISTA

編集主幹／村上 晶　高橋 浩

No.63 / 2018.6 ◆目次

CONTENTS

角膜屈折力からみた IOL 度数計算のコツ：LASIK 眼 (Flat な場合)
……………………………………………………………………張　佑子ほか　47

　Web 上で無料 IOL 度数計算の利用，および特殊な測定機器を有する施設では搭載されている計算式を利用する．複数の結果を比較して，術後屈折誤差を最小限にする．

角膜屈折力からみた IOL 度数計算のコツ：円錐角膜 (Steep な場合)
……………………………………………………………………小島　隆司　58

　円錐角膜は，角膜不正乱視を有し角膜屈折力の計測誤差 (主に過大評価) が生じることで眼内レンズ度数計算誤差を生じる．

前房深度からみた IOL 度数計算のコツ………………………松崎　有修ほか　66

　前房深度が囊内固定と異なる毛様溝に眼内レンズを固定する場合，近視化を考慮して眼内レンズ度数を 1.0 D 減じることを基準に眼軸長にも応じて度数補正を行うことが推奨される．

緑内障手術や硝子体手術からみた IOL 度数計算のコツ…………舘　奈保子　73

　網膜硝子体手術や緑内障手術との同時手術では通常の白内障手術以上に IOL 度数選定に注意を要する．生活状況を問診して最適屈折を設定し測定エラーを補正して IOL 度数を選択する．

術中計測による IOL 度数計算のコツと術後屈折誤差への対応…荒井　宏幸　83

　最適な IOL 度数と乱視軸決定に対して術中測定は最終的な確認事項となる．術後屈折誤差に対してのレーシックによる touch up や Add on レンズによる補正は術後成績も極めて良好である．

- Key words index………………………………前付 2
- Writers File……………………………………前付 3
- FAX 専用注文書………………………………95
- バックナンバー 一覧…………………………97
- MB OCULISTA 次号予告……………………98

「OCULISTA」とはイタリア語で眼科医を意味します．

新刊書籍

ここからスタート！
眼形成手術の基本手技

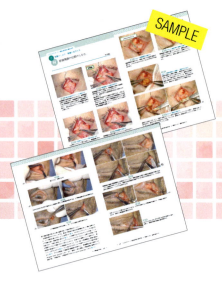

編集　**鹿嶋友敬**　新前橋かしま眼科形成外科クリニック
　　　　　　　　　群馬大学眼科
　　　　　　　　　帝京大学眼科
　　　　今川幸宏　大阪回生病院眼科
　　　　田邉美香　九州大学大学院医学研究院眼科学分野

■ B5判　オールカラー　184頁
■ 定価（本体価格 7,500 円＋税）
■ 2018 年 1 月発行

眼形成手術に必要な器具の使い方、症例に応じた手術デザインをはじめ、麻酔、消毒、ドレーピングを含めた術中手技の実際を、多数の写真やシェーマを用いて気鋭のエキスパートが解説！
これから眼形成手術を学んでいきたい眼科、形成外科、美容外科の先生方にぜひ手に取っていただきたい1冊です。

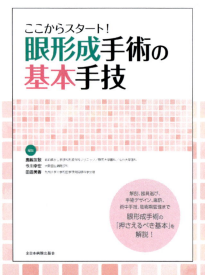

CONTENTS
1．眼瞼を知る／2．器具の選び方／3．眼瞼の手術デザイン／4．麻酔をマスターする／5．消毒のしかた／6．ドレーピング／7．切開のコツ／8．剝離のしかた・組織の見分け方／9．止血を極める／10．縫合／11．周術期管理／コラム

全日本病院出版会
〒113-0033　東京都文京区本郷 3-16-4　Tel：03-5689-5989
http://www.zenniti.com　　　　　　　　Fax：03-5689-8030

特集/これでわかる眼内レンズ度数決定のコツ

超音波Aモード法の使い方のコツ

蛭田恵理[*1]　須藤史子[*2]

Key Words: 超音波Aモード法(A-scan ultrasound biometry), 光学式眼軸長測定装置(optical biometry), 成熟白内障(mature cataract), 眼内レンズ度数計算(intraocular lens power calculation)

Abstract: 光学式眼軸長測定装置の普及と測定率の向上によって, 眼内レンズ度数計算には光学式の眼軸長を使用することが主流になっている. しかし, 測定率は100％ではないため, 超音波Aモード法で測定し度数計算を行う必要がある. 超音波Aモード法の原理や測定方法, 注意点を復習し, 光学式眼軸長測定装置で測定できず超音波Aモード法の測定値で眼内レンズ度数計算を行った自験例を紹介する.

原理

眼球組織の平均的な音速(等価音速値)を用いて, 内境界膜からの反響音を利用し角膜表面から内境界膜までのエコー上の往復時間を測定することにより, 眼軸長が算出される. つまり距離＝音速×伝達時間によって眼軸長および各組織の長さを求めている[1)2)]. 眼球組織の音速は角膜と水晶体が1,641 m/sec, 前房と硝子体は1,532 m/secと, 組織によって音速が異なるが, 等価音速方式ではそれぞれの組織が眼軸に占める平均的な割合を考えて, 有水晶体眼は音速1,550 m/secとしている. ただ, 短眼軸眼や長眼軸眼では標準眼軸眼と比較すると水晶体や硝子体の割合が異なるため, 短眼軸眼では実際より短く, 長眼軸眼では実際より長く測定されてしまう. そのため, 区分音速方式という前房深度, 水晶体厚, 硝子体腔長をそれぞれの音速値で算出し, 3つを合計することで眼軸長を求める方法がある[2)].

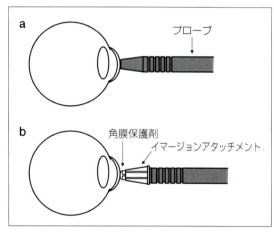

図1. 超音波Aモード法の測定方法
　a：コンタクト法
　b：簡易イマージョン法

測定法

1. コンタクト法とイマージョン法

超音波Aモード法(以下, Aモード)にはコンタクト法とイマージョン法がある. コンタクト法(図1-a)はプローブを直接角膜に当てて測定を行うが, 角膜の圧迫によって測定値が変化する可能性がある. イマージョン法は専用の小さなカップ

[*1] Eri HIRUTA, 〒349-1105　久喜市小右衛門714-6　埼玉県済生会栗橋病院視能矯正科
[*2] Chikako SUTO, 〒116-8567　東京都荒川区西尾久2-1-10　東京女子医科大学東医療センター眼科, 教授

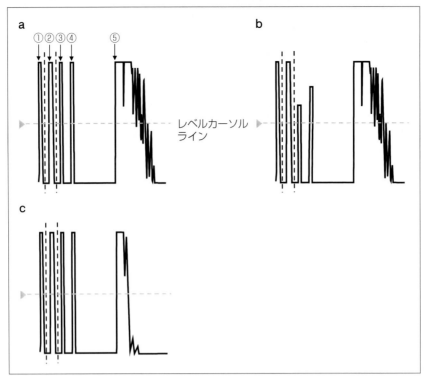

図 2. 超音波 A モード法の波形
a：正常波形　①イニシャル波形，②角膜前面，③水晶体前面，④水晶体後面，⑤網膜(内境界膜)．超音波画像診断装置 UD-6000(TOMEY 社)のイマージョン法のオート測定ではイニシャル波形が存在し，角膜波形がイニシャル波形から 2.2～5.0 mm の間にあり，水晶体前面，水晶体後面，網膜の波形がレベルカーソルラインより高く，特に網膜波形が垂直に立ち上がっているときに測定データとして取り込まれる．
b：スパイクの高さがばらついている波形
c：網膜の後ろのスパイクがない波形

を強膜上にのせて水を満たし，プローブが直接角膜に触れないよう測定を行う．しかし仰臥位で行う必要があり，強膜上にカップを乗せているため固視状態がわかりづらく，測定には習熟が必要である．また，プローブに使い捨てのアタッチメントを装着し，アタッチメントの先端に角膜保護剤(スコピゾル®)を付けて測定を行う簡易イマージョン法もある(図 1-b)．アタッチメントを使用することで感染予防にもつながる．

2．手持ち法とアプラネーション法

プローブの保持方法は，手持ち法とアプラネーション法の 2 種類がある．手持ち法は仰臥位で角膜に接触させるが，手の固定や光軸を捉えることが難しい．アプラネーション法では，専用の顎台を使用し座位で検査を行うため，側方から接触部を確認しやすく，固視状態も見やすい．プローブ固定部がスライドし測定時の角膜への圧迫をおさえてくれるが，可動域を超えると角膜を圧平するため注意が必要である．

3．オート測定とマニュアル測定

超音波画像診断装置はオート測定とマニュアル測定の切り替えが可能である．オート測定では，水晶体前面，水晶体後面，網膜の波形がレベルカーソルラインより高く，特に網膜波形が垂直に立ち上がっているときに測定データとして取り込まれる．マニュアル測定では検者から見て適切な波形であってもオートで取り込まれない場合に，フットスイッチかフリーズボタンを押して測定データを取り込むため，手技が難しくなる．

埼玉県済生会栗橋病院(以下，当院)では使い捨てのアタッチメントを使用した簡易イマージョン法とアプラネーション法で，オート測定の区分音

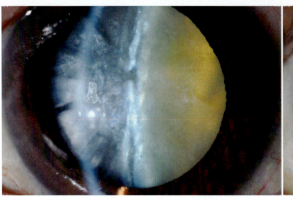
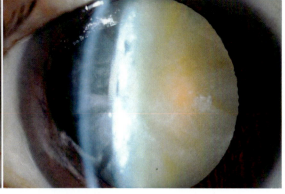

図 3. 症例 1 の前眼部写真（左眼）
a は OA-2000 測定可能時，b は OA-2000 測定不能時で核硬化も進み混濁が強くなっている．

速にて全症例に A モード測定を行っている．プローブの接触部を直接確認しやすいことに加え，イニシャル波形と角膜波形の距離によってプローブの圧迫加減を確認できる．

正常波形を理解する（図 2）

A モードの正常波形は，角膜前面，水晶体前面，水晶体後面，網膜（内境界膜）の 4 つのスパイクがどれも垂直で同じ高さまで立ち上がり，網膜の後ろのスパイクが強膜と眼窩軟部組織によって充実性をもって次第に減衰する状態である．スパイクの高さがばらつく状態や，網膜の後ろのスパイクが全くない状態では，前者は測定軸が光軸からずれている可能性があり，後者は視神経乳頭を捉えている可能性があるため，どちらも測定誤差が生じる[3)4)]．

測定前に確認すること

1. 角膜曲率半径と屈折値

角膜曲率半径と屈折値から短眼軸か長眼軸か大体の眼軸長の予測をしておき[4)]，測定された眼軸長が妥当な値かの判断材料とする．

2. 硝子体疾患の有無

星状硝子体症や硝子体出血などの眼内疾患があれば，多くのスパイクが立ち上がるため，データが取り込まれず測定に時間がかかる．普段設定しているゲインよりも下げて測定する必要があることや，オート測定では 10 回分の測定結果が得られない可能性があることを念頭に置いておく[5)6)]と，測定中に対応しやすい．また，シリコーンオイル注入眼では等価音速値を補正する必要があるが，機種によって対応できないものもあるため注意が必要である．有水晶体眼では 1,139 m/sec，無水晶体眼では 1,052 m/sec と報告されている[7)]．

3. 眼底疾患の有無

後部ぶどう腫や黄斑部疾患があると網膜波形が垂直に立ち上がらず，測定位置によって眼軸長の値が大幅に異なることがあるため，B モードの併用や事前に OCT を撮影し眼底の形状を確認しておくことが必要である[4)〜6)]．

測定に関する注意点

1. 顎台の高さやプローブの向きを確認する

顎台の高さと椅子の位置の調整が不十分だと測定中に額が離れたり，顔が動いたりして測定に時間がかかってしまうため，念入りに調整する．プローブが眼に対して斜めになっていると正しく光軸を捉えることができないため，ジョイスティックの前後方向の動きとプローブの向きを一致させ，プローブの向きに対して測定眼が延長線上にくるように固視の誘導を行う．

2. 固視の誘導

固視の誘導は，原則として非測定眼で行う．非測定眼で外部固視灯を固視させ，測定眼の視線がプローブの向きと一致するように外部固視灯を動かして調整する．

a）眼位ずれ

患者に両眼視機能がある場合，プローブを近づけると融像除去眼位になり，斜位がある患者であ

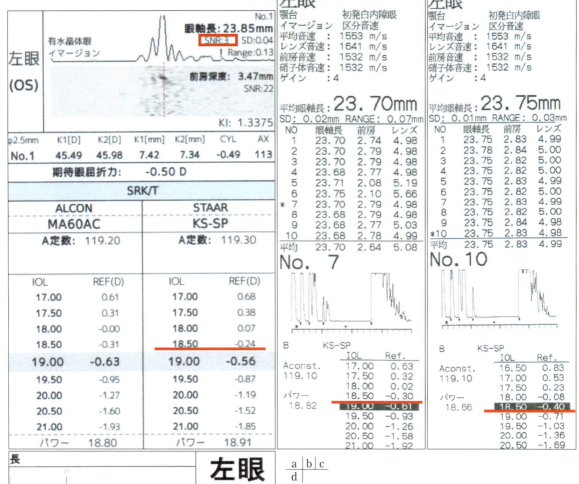

図 4.
症例1の眼軸長測定値とIOL度数計算
aは初診から2週間後のOA-2000の測定値とIOL度数.SNRが3と低値である.bは検者①の測定値と眼軸長から計算されたIOL度数,cは検者②の測定値と眼軸長から計算されたIOL度数で,複数の結果を参考にし,IOL度数は+18.5Dを選択した.dは術後3か月のIOLMaster® 500の眼軸長

れば眼位ずれが生じるため,外部固視灯の位置を動かし測定眼が正面を向くように調整する.両眼で外部固視灯を見ようとして輻湊する場合は外部固視灯を患者の眼から遠ざけるとよい.

b）強度近視

外部固視灯が眼から離れていると見づらいため,近づけたほうが固視の維持がしやすい.

c）固視不良

視野異常や眼底疾患,白内障による視力不良などで非測定眼での固視が不良の場合は,測定眼でプローブ内の固視灯を見るよう促す.視力は良好だが固視不良の場合は,融像除去眼位で固視灯が2つに見えているため,固視が定まらない.測定眼を隠し非測定眼だけで固視灯を見せ,その光を

見つめるように声をかける．

光学式眼軸長測定装置で測定できず苦慮した症例

近年，フーリエドメイン方式(fourier-domain：以下，FD)の光学式眼軸長測定装置が登場し，タイムドメイン方式(time-domain：以下，TD)では90％前後であった測定率が97％以上に向上している．しかし，現状のテクノロジーでは未だ測定不能例は存在し，Aモードは必要不可欠である．さらにFDで測定不能ということはそれだけ白内障が進行しているということであり，Aモード測定にも苦慮するといえる．当院では光学式で測定不能であった症例は検者を変えて再度Aモードを測定し，複数の結果を用いて眼内レンズ(intraocular lens：以下，IOL)度数決定を行う．そして術後3か月にIOLMaster® 500(Carl Zeiss Meditec)で眼軸長を確認する．

ここでは光学式で測定不能であった症例を紹介する．

症例1：72歳，男性　左眼成熟白内障(図3)

頭蓋内病変に伴う視野異常の精査依頼で受診．主訴は左眼の霞みで，3週間前に眼鏡を作り替えたときは左眼で視力表の一番上は見えていたとの申告．初診時右眼視力(right vision：以下，RV)＝0.6(0.9×＋0.50 D＝cyl−1.00 D Ax 80°)，左眼視力(left vision：以下，LV)＝0.04p(0.04×＋1.50 D＝cyl−1.00 D Ax 90°)で，2週間後初診時より左眼のみ白内障が進行していたため，光学式で測定．FDのOA-2000(TOMEY社)で測定でき，左眼：23.85 mmであったが，SNR(signal to noise ratio，最大で999を示す)は3と低く，信頼性に欠ける値であった(図4-a)．白内障手術の計画が立てられ，初診から約1か月後に術前検査を行ったところ，OA-2000も測定不能，視力は指数弁となっていた．Aモードでは右眼測定時には右眼でプローブの固視灯を見るように促し，左眼測定時には右眼で外部固視灯を見るよう声を掛け，測定を行った．左眼のみ別の検者で再検し，検者①は左眼：23.70 mm，検者②は23.75 mmであっ

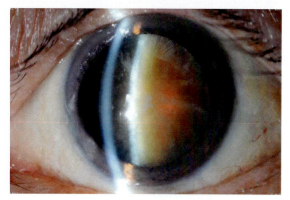

図 5．症例2の前眼部写真(左眼)

た．検者①，②とも正常波形で検者間の再現性もあることから，IOL度数は主にAモードの結果を参考にして選択した(図4-b，c)．術後3か月の視力はLV＝1.0p×IOL(1.2×＋0.25 D＝cyl−0.50 D Ax 80°)で，術後のIOLMaster® 500の測定値は23.61 mmであった(図4-d)．

【小括】

- 光学式で測定値が得られているが，SNRが低かった．Aモード測定時には光学式では測定不能になっていたこともあり，眼軸長の再現性を確認するためにAモードを1名だけではなく2名で測定したところ，OA-2000は妥当な値であることがわかった．そのため，光学式の結果も参考にすることができた．

症例2：82歳，男性　両眼成熟白内障(図5)

他院から手術目的で当院へ紹介受診．初診時視力RV＝30 cm/指数弁，LV＝手動弁．手術を行った左眼のみ記載する．光学式はFDのOA-2000のみ測定可能で，左眼：22.71 mmという結果だったが，SNRが2と低く信頼性の欠ける値であった(図6-a)．Aモードでは両眼とも固視灯が見えず，視線の向きを口頭で指示しながら測定を行ったが固視不良．検者①は左眼：23.68 mmで，OA-2000と差があるため，別の検者②が再検，左眼：24.05 mmであった．IOL度数決定にはAモードの2データを比較したが，黒い帯状に表示されている推奨IOL度数に1.5Dの差があった(図6-b，c)．検者①は網膜波形の立ち上がりが良好であったが，検者②は網膜波形の立ち上がりが不十分であったため，検者①の値を参考に度数決定した．術後3か月の視力はLV＝0.4×IOL(0.8×

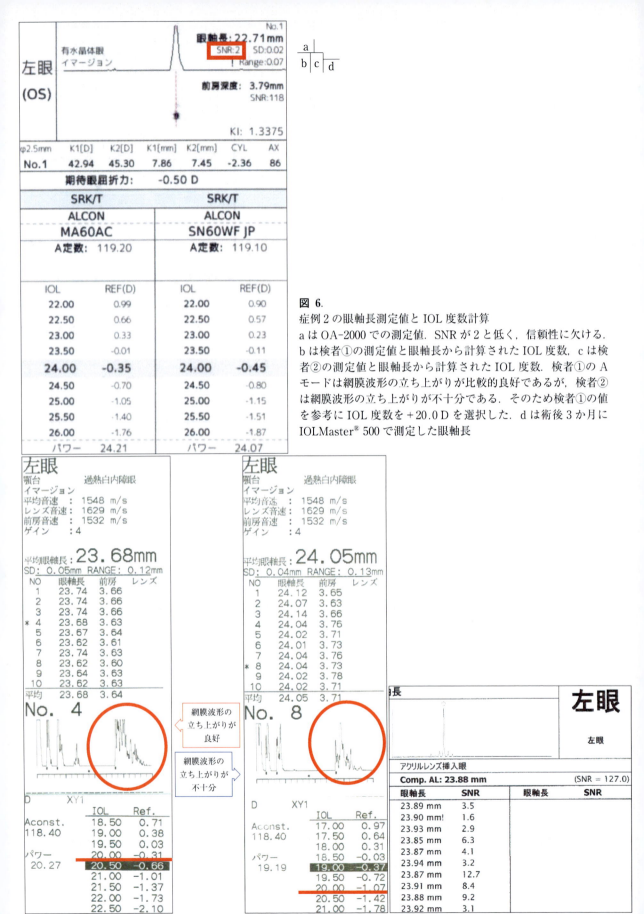

図 6．症例 2 の眼軸長測定値と IOL 度数計算

a は OA-2000 での測定値．SNR が 2 と低く，信頼性に欠ける．b は検者①の測定値と眼軸長から計算された IOL 度数，c は検者②の測定値と眼軸長から計算された IOL 度数．検者①の A モードは網膜波形の立ち上がりが比較的良好であるが，検者②は網膜波形の立ち上がりが不十分である．そのため検者①の値を参考に IOL 度数を＋20.0 D を選択した．d は術後 3 か月に IOLMaster® 500 で測定した眼軸長

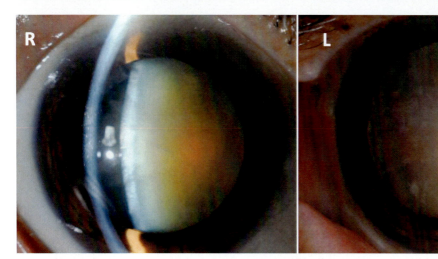

図 7. 症例 3 の前眼部写真（両眼）

$-0.25\,D=cyl-1.00\,D\,Ax\,80°$）で，IOLMaster® 500 で測定した眼軸長は左眼：23.88 mm であった（図 6-d）．

【小括】
・光学式で測定値は表示されたが固視不良で視軸は得られておらず，A モードとも相違がみられたため，検者を変えて再度測定した．
・A モードは検者間で差が生じたため波形を確認し，正常波形のデータで度数決定を行い，良好な術後成績が得られた[8]．

症例 3：85 歳，女性　両眼成熟白内障（図 7）

他院から手術目的で当院へ紹介受診．初診時視力は両眼とも手動弁．認知症があり，検査に協力が得られない患者．顎台固定が安定せず姿勢の維持ができないため，検者以外の者が後頭部を押さえながら検査施行．光学式では TD，FD ともに測定不能．A モードでは外部固視灯もプローブの固視灯も見えず視線の向きを口頭で指示したが固視不良．検者①は右眼：23.03 mm，左眼：23.09 mm（図 8-a, c），検者②は右眼：23.08 mm，23.19 mm であった（図 8-b, d）．検者間の再現性があると判断し，A モードの結果を参考にして IOL 度数を選択した．術後 3 か月の視力は，RV＝0.7×IOL（1.2×　+1.00 D＝cyl－0.50 D　Ax 180°），LV＝1.2p×IOL（1.2×　+0.50 D），IOLMaster® 500 で測定した眼軸長は右眼：23.02 mm，左眼：23.12 mm（図 8-e）で，検者 2 名の A モード測定値は正確であったことが確認できた．

【小括】
・光学式では測定できず，検者 2 名で A モード測定を行った．検者間で大きな差はなく，2 つの結果を比較して IOL 度数を選択し，良好な術後成績が得られた．

3 症例の IOL 度数選択を表 1 にまとめた．

患者の協力が得られず A モードの測定も困難となる場合は，白内障手術で水晶体を取り除いた後，光学式眼軸長測定装置で眼軸長を測定し，IOL を二次挿入する方法[9]も選択肢の 1 つと考える．

まとめ

光学式眼軸長測定装置の測定率は向上しているものの，未だ測定不能例がある．そのため，日頃から A モードを併用し，光学式と A モードの差を把握しながら習熟に努め，光学式で測定できなかったときに備えることが大切である．光学式で測定できなかった場合は A モードを 2 名の検者で行い，再現性を確認することが基本である．しかし，習熟に努めていても測定に苦慮することがある．通常行っている方法で測定できなければ，別の方法を試みること，2 名の検者で測定を行っても再現性が得られない場合は，A モードの波形から信頼性の高い結果であるか見極めることが重要である．

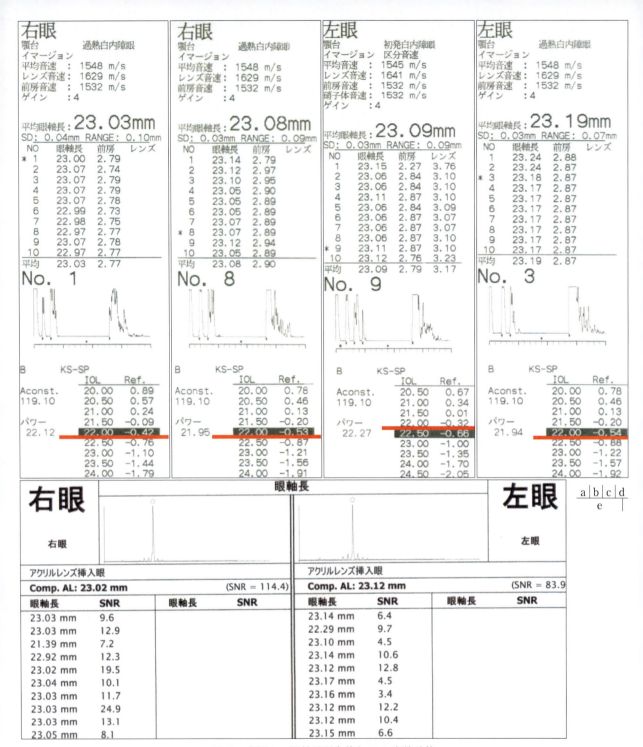

図 8. 症例 3 の眼軸長測定値と IOL 度数計算

a は検者①の右眼の測定値と眼軸長から計算された IOL 度数，b は検者②の右眼の測定値と眼軸長から計算された IOL 度数，c は検者①の左眼の測定値と眼軸長から計算された IOL 度数，d は検者②の左眼の測定値と眼軸長から計算された IOL 度数で，A モードの結果から IOL 度数は右眼：+22.0 D，左眼：+22.0 D を選択した．e は術後 3 か月に IOLMaster® 500 で測定した値

表 1. IOL 度数選択に用いた測定結果

通常	光学式	+	A モード			⇒	2 つの結果から IOL 度数を選択
症例 1	光学式 信頼性に欠ける	+	A モード 検者①	+	A モード 検者② ①と再現性あり	⇒	3 つの結果から IOL 度数を選択 A モードの結果から光学式が妥当と判断
症例 2	光学式 信頼性に欠ける	+	A モード 検者①	+	A モード 検者② ①と再現性なし	⇒	1 つの結果から IOL 度数を選択 信頼性の高い波形を見極める
症例 3	光学式 ✕	+	A モード 検者①	+	A モード 検者② ①と再現性あり	⇒	2 つの結果から IOL 度数を選択

文 献

1) 根岸一乃:眼軸長測定. 日本視能訓練士協会誌, **32**:49-54, 2003.
2) 福山 誠:超音波眼軸長測定. 眼科プラクティス 25 眼のバイオメトリー(大鹿哲郎編), 文光堂, pp. 202-206, 2009.
   Summary 超音波 A モード法の等価音速方式について詳細に記載されている. 等価音速方式で使用する場合は, 記載されている問題点を理解したうえで使用したほうがよい.
3) 島村恵美子:各種検査機器による眼軸長測定の方法・注意点. IOL & RS, **25**(2):266-269, 2011.
4) 島村恵美子, 須藤史子:超音波 A モード法のコツ. 眼科グラフィック, **2**(4):370-379, 2013.
   Summary 超音波 A モード法測定のコツと波形の見かたについて詳細に書かれており, 超音波 A モード法初心者必読の文献.
5) 柊山 剰:超音波画像の読みかた. 眼科ケア, **17**(2):174-181, 2015.
6) 馬込和功:超音波検査(A モード・B モード). 眼科ケア, **18**(6):584-595, 2016.
7) Hoffer KJ:Ultrasound velocities for axial eye length measurement. J Cataract Refract Surg, **20**:554-562, 1994.
8) 須藤史子:術前生体計測の重要性. 臨眼, **72**(3):310-316, 2018.
9) 小嶋義久, 新美雅彦, 尾関善宣ほか:眼軸長測定困難例に対する光学式非接触型眼軸長測定装置を使用した二段階白内障手術. あたらしい眼科, **23**(12):1615-1619, 2006.

特集/これでわかる眼内レンズ度数決定のコツ

光学式眼内寸法測定装置の特徴と使い方のコツ

玉置明野*

Key Words: 光学式眼内寸法測定装置(optical coherence biometer), タイムドメイン(time-domain), フーリエドメイン(fourier-domain), スウェプトソース(swept-source), 眼軸長測定(axial length measurement)

Abstract: 白内障術前検査としての眼軸長測定は,超音波Aモード法から光学式へと移行している.光学式眼軸長測定の最大の欠点は測定不能眼があることで,swept sourceの装置により測定率は向上しているが,100%でない以上,超音波法との併用は避けられない.光学式装置の測定は容易で検者を選ばず,精度の高い結果が得られるよう工夫されているが,視軸上の測定は患者の固視状態に依存するため,透光体混濁が強い場合には固視誘導が視軸を捉えるカギとなる.また,光学式眼内寸法測定値は組織の屈折率に依存するため,測定結果での組織のセグメンテーションの確認や,強膜内固定術など眼内レンズ(IOL)交換を必要とする場合には眼内のステータスの指定が重要である.

はじめに

水晶体再建術における眼内レンズ度数選択のために必須の眼軸長測定は,21世紀に入り超音波から光干渉へと進化し,その測定原理は,タイムドメイン(time domain:TD)からフーリエドメイン(fourier domain:FD)へと移行している.現在国内で使用可能な光学式眼内寸法測定装置は,2017年10月に販売を開始したペンタカムAXL(OCULUS)を含めTD方式6種類と,FD方式の3種類があり,海外ではTDのGalilei G6(Zeimer)も販売されている.

タイムドメイン方式とフーリエドメイン方式

TD方式による光干渉法では,測定光と参照光の光路長が一致した時に干渉が最も強くなるため,機械的に参照ミラーを移動させ,参照光の光路長(optical path length)を変化させることで眼球の深さ方向の反射光強度分布を得る.光波の干渉は実空間で行われ,参照ミラーの移動量から眼軸長を計測する.一方,FD方式には,スペクトラルドメイン(spectral-domain:SD)方式とスウェプトソース(swept-source:SS)方式があり,どちらも干渉光の波長による反射信号をフーリエ変換することで深さ方向の反射光強度分布を得る.SD方式では干渉光を分光器(プリズム)で波長分解するのに対し,SS方式はチューナブルレーザー(波長掃引光源)を用いて出力される発信波長を高速に切り替えて分光している.SS方式はSD方式に比べ高速化が可能で,光検出のロスが少なく,より感度の高い測定を行うことができ,眼内寸法測定にはSS方式が用いられている.光源波長は,TD方式では780~830 nmの近赤外光が用いられ,FD方式では,1,060 nmが使用されている(表1).

---

* Akeno TAMAOKI, 〒457-8510　名古屋市南区三条1-1-10　JCHO中京病院眼科

表 1. フーリエドメイン方式の装置の仕様

		OA-2000	IOLMaster® 700	ARGOS®
装置の外観				
名称		OA-2000	IOLMaster® 700	ARGOS®
製造元		TOMEY	Carl Zeiss Meditec	santec (MOVU)
光源 波長 (nm)		swept source 1,060	swept source 1,055	swept source 1,060
測定原理と特徴		フーリエドメイン光干渉法		
	眼軸長		等価屈折率	区分屈折率
	中心角膜厚 (CCT) 前房深度 (ACD) 水晶体厚	horizontal 41 A Scan+V Scan optical low coherence reflectometry 3D auto tracking auto shot	2,000 Ascan/s Full length OCT image	3,000 Ascan/s Full length OCT image
角膜屈折力測定		average within Φ2.0 mm Φ2.5 mm/3.0 mm Ring cone system	Φ2.5 mm Telecentric keratometry	φ2.2 mm 16points
角膜形状解析		5.5 mm 9 rings topography	—	—
測定範囲	眼軸長 角膜厚 前房深度 水晶体厚 角膜曲率半径 瞳孔径 角膜横径	14〜40 mm 0.2〜1.2 mm 1.5〜7.0 mm 0.5〜6.0 mm 5〜11 mm 1.5〜13 mm 7〜16 mm	14〜38 mm 0.2〜1.2 mm 0.7〜8.0 mm 0.13〜10 mm 5〜11 mm 1〜12 mm 8〜16 mm	15〜30* mm 0.2〜0.8 mm 1.5〜5.0 mm 0.5〜6.5 mm 5.5〜10 mm 2〜13 mm 7〜15 mm
表示分解能	眼軸長 角膜厚 前房深度 水晶体厚 角膜曲率半径		0.01 mm 1 μm 0.01 mm 0.01 mm 0.01 mm	
眼内レンズ度数計算	標準搭載	SRK/T, SRK II HofferQ, Holladay 1 Haigis standard Haigis optimized Shammas No-History Double K SRK/T Okulix	SRK/T, Hoffer Q Holladay 2 Haigis Haigis-T Haigis-L	SRK/T, Hoffer Q, Holladay 1, Haigis Shammas No-History Barrett Universal II Barrett True K Barrett Toric
	オプション	Barrett Universal II Barrett Toric (Barrett True K)	Barrett Universal II Barrett Toric Barrett True K	
IOL 定数最適化		possible	—	possible

*当院では最長 35.38 mm が測定可能であった.

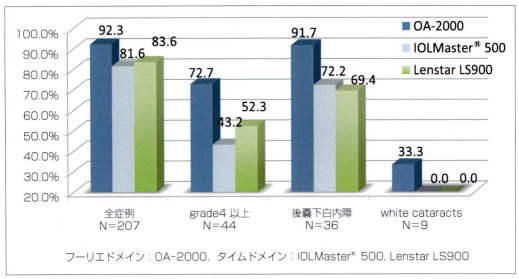

図 1. 白内障術前眼軸長測定率(%)

眼軸長測定値

　超音波 A モード法では，角膜前面から網膜内境界膜までの長さが眼軸長として計測されるが，光学式眼軸長測定では，非接触で涙液表面から色素上皮層までの光路長が測定され，各組織の群屈折率で光路長を除した値が幾何学的眼軸長計測値となる．このとき，色素上皮層から内境界膜までの厚み 200 μm ないし 300 μm を網膜厚として減じ，等価屈折率を用いて算出し補正された値が装置に表示される．光学式眼軸長測定装置として初めに開発された IOLMaster®(Carl Zeiss meditec)では，光干渉法で計測されたのは眼軸長のみで，各組織の区分屈折率ではなく等価屈折率が用いられている．その後 2008 年に発売された Lenstar LS900(Haag-Streit)では各組織が光干渉法で計測され，区分屈折率による計測値での表示が可能なポテンシャルを備えながら，眼軸長測定値は IOLMaster®同様，臨床結果より得られた補正式を用いてセグメント方式での immersion 法による超音波計測値に変換した値での表示が採用されている．現在，区分屈折率を用いて眼軸長測定値を表示している装置は，ARGOS®(movu/santec)のみと考えられ，各組織の屈折率が被検眼において正しいことを前提として，須藤はこれを「真の眼軸長」と表現している[1]．

フーリエドメイン方式の装置の特徴

　現在国内で使用可能な FD 方式の眼内寸法測定装置は，OA-2000(トーメーコーポレーション)と，IOLMaster® 700 および ARGOS®の 3 つがある．それぞれの装置は TD 方式の IOLMaster® 500 や，Lenstar LS900 との比較において，眼軸長測定率が向上し，計測値にはわずかな統計学的な差を認めるものの臨床的な有意差はなく，測定時間も精度も向上したことが報告されている[2)～4)]．

　TD 方式の 1 回の走査に対し，FD 方式では波長成分の時間分光により複数回の走査が可能で，網膜面上の 1 点での測定に対し，多点での測定が可能で，測定光を効率良く利用し高感度な測定を行うことができる．深さによる信号強度の低下も少なく，混濁部位での侵達度が向上し，TD 方式に比べ，報告により 7～10%程度の測定率向上を実現している[5)]．Emery-Little 分類での grade 4 以上が 21.3%を占める比較的核硬度の高い母集団において，FD 方式の OA-2000 と TD 方式の IOLMaster® 500 と Lenstar LS900 の眼軸長測定率を比較した結果を図 1 に示す．

1. OA-2000

　SS 方式の 3 装置の中では最もコンパクトで，操作はタッチパネルで行い，データの取り込みは被検眼の動きを自動追尾するオートアライメント機能により，検者が瞳孔中心を指示することで，

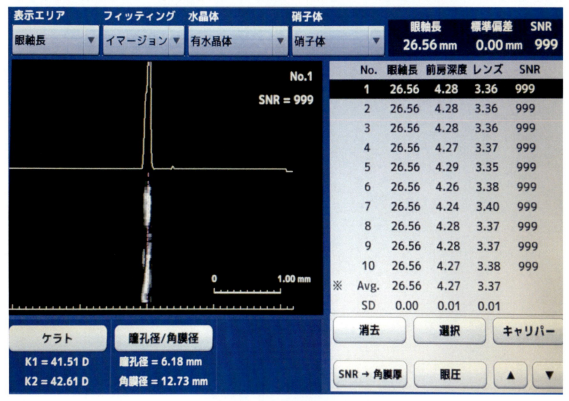

図 2. OA-2000 の眼軸長測定画面

装置が自動でアライメントを合わせて行われる．OA-2000 では，フィッティング式として光学式眼軸長測定データを超音波式眼軸長測定方式での値に換算する「イマージョン」か「コンタクト」を選択するようになっているが，眼内レンズ度数計算に光学式測定での IOL 定数を用いるには，「イマージョン」を選択する．Optical low coherence reflectometer(OLCR)である OA-2000 は，各組織の距離が B スキャン像とともに A スキャン波形により示される(図2)．TD 方式にて 35% 程度に観察された黄斑部疾患でのダブルピークは，OA-2000 でみられることは稀であるが，A スキャン波形にてダブルピークを認めた場合は，キャリパー機能を使用して後方ピーク位置を網膜色素上皮として指定し直すことができる．

OA-2000 の特徴としては，9 本のマイヤーリングとカラーコード表示による 5.5 mm の角膜トポグラフィーが計測でき，円錐角膜や LASIK 術後など steep や flat な形状を数値のみでなく色情報として取得することができる(図3)．さらに，局所的な形状異常や非対称性を示す角膜では，KRI (kerato-regularity index)や KAI (kerato-asymmetry index)といった不正乱視への警告が示され，IOL 度数計算式の選択や，toric および多焦点眼内レンズの適応確認にも有用である．また，角膜形状異常眼にも有効とされる光線追跡法である OKULIX[6)7)] も使用可能で，眼内レンズ定数を最適化する統計処理機能を搭載しており，OA-2000 のデータを用いて簡単に IOL 定数の最適化を行うこともできる．

2. IOLMaster® 700

Optical biometry のゴールドスタンダードとして世界中で使用されている IOLMaster® の最新装置としてすでに多くの施設で使用され，その有用性についての論文も多数報告されている[8)～12)]．操作はすべてタッチパネルで，測定前に水晶体と硝子体のステータスおよび角膜屈折矯正手術の既往についての入力が必須となっている．これにより，角膜屈折矯正手術後の場合は選択される計算式が専用のもののみとなり，SRK/T 式などによる refractive surprise を避けるようになっている．測定は，まず角膜曲率半径計測が行われ，その後，

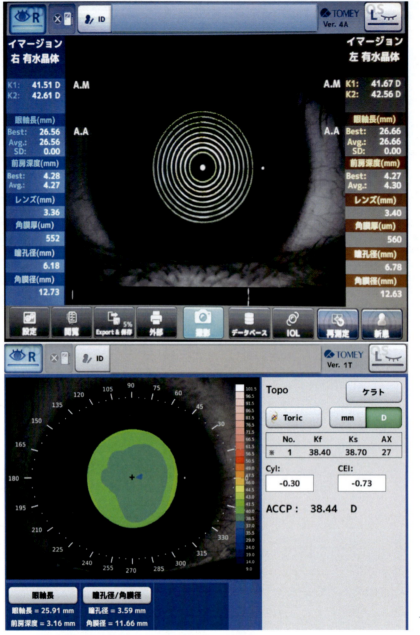

図 3. OA-2000 測定終了後に表示される測定値とΦ5.5 mm の 9 本の
マイヤーリング(a)と,カラーコードによる角膜形状解析結果(b:
LASIK 術後眼)

奥行方向の各組織の計測が行われる.自動モードでは,赤・黄・緑の信号表示でのガイドによりアライメントが合えば自動的に測定され,手動モードでは,検者の判断で任意に測定を行使できる.測定値のクオリティーは,図 4 に示すシグナルで表示され,×(測定エラー)の場合は,再度測定し直す必要がある.測定にはジョイスティックを使い,通常の患者においては 1 眼の測定は 15 秒程度で取り込みが終了するが,顎の不随意運動がある場合や固視不良症例においては,角膜中心と水平および垂直断面の 3 か所を同時に合わせることは容易でなく,自動測定が困難な場合もある(図5).測定後,クオリティーが問題なければ解析へと進み,全眼球の OCT 画像と角膜前面のΦ2.5 mm 位置に 3 重となる 18 個のドットによる角膜反射像,角膜横経(WTW)および 1 mm 幅の網膜

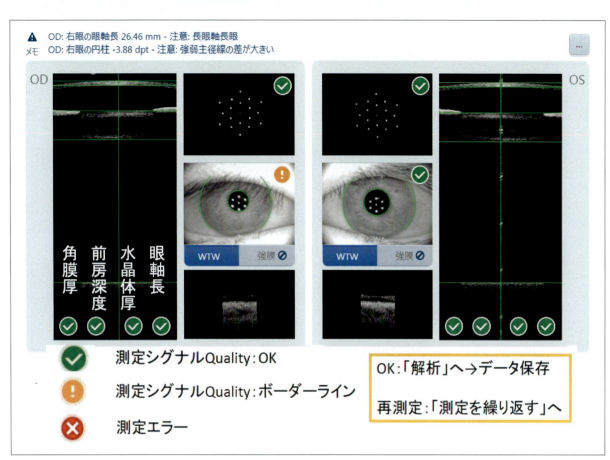

図 4. IOLMaster® 700. 測定のクオリティー表示画面

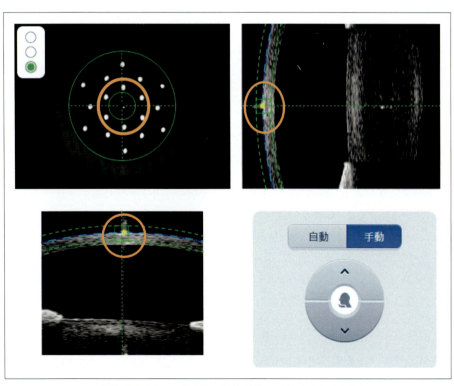

図 5. IOLMaster® 700. 取り込みのアライメント画面

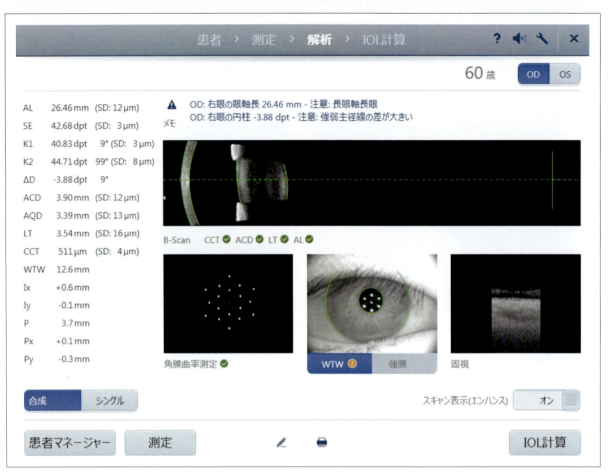

図 6. IOLMaster® 700. 解析画面

の OCT 画像とともに,計測値が表示される(図 6).このとき,各画像をスワイプして確認することができる.IOLMaster® 700 の特徴として,網膜の 1 mm 幅の OCT 画像により術前に黄斑部疾患の有無をスクリーニングできることが挙げられる.また,角膜中心および瞳孔中心と測定中心とのズレ量が,それぞれ Ix, Iy, Px, Py として表示され,瞳孔径とともにプレミアム眼内レンズの適応確認の参考にできる.さらに,6 本の OCT 画像による角膜前後面のデータから角膜全屈折力を計算するプログラムを開発しており,toric IOL の選択や,角膜形状異常眼での術後屈折誤差の低減が期待される.

3. ARGOS®

2005 年に世界初となる SS-OCT 用光源を開発した santec 株式会社が,医療機器ブランドとして米国にて「movu」を立ち上げ,2015 年に SS-OCT バイオメーター ARGOS® として米国 FDA および欧州 CE マークを取得し,2016 年に国内証認を受け,第 70 回日本臨床眼科学会(京都)にて発表された装置である.測定は,パーソナルコンピュータに患者情報を登録し,眼内の水晶体および硝子体のステータスおよび測定眼の左右を指定したうえで開始する.ジョイスティックにて角膜中央に測定光をアライメントすると 16 点の角膜反射像がリング状に投影され,黄色の×印が常に中央の緑の円の中心にくるように保つ.同時に右側には角膜を上方にした全眼球の OCT 画像が表示され,水平方向 2 本の緑の点線内に角膜頂点が入るよう軸方向のアライメントを行う(図 7).検者は,眼球の傾きや固視状態をリアルタイムで観察しながら測定を行うことができる.また,ARGOS® の特徴としては,水平 15 mm の前眼部 OCT 画像を取得できるため,水平隅角の両端を 2 次元画像として確認することができ,プラトー虹彩や隅角閉塞症の状態が断層像として可視化され

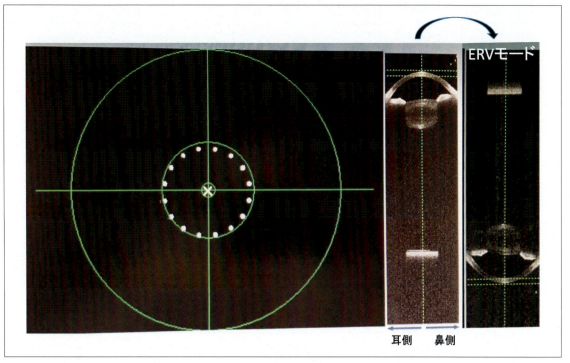

図 7. ARGOS®のアライメント画面と ERV モード

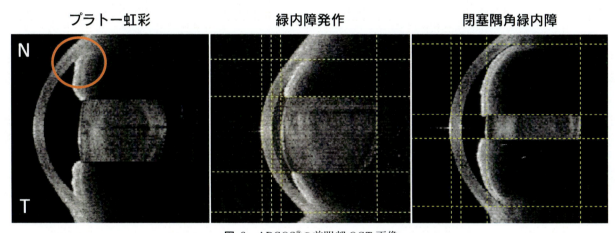

図 8. ARGOS®の前眼部 OCT 画像

る(図 8). ただし,この2次元画像は屈折率補正はされていないものであることも認識しておく必要がある. また,各組織の測定値には,光学距離から物理距離へ変換した屈折率が明示され,区分屈折率を用いて計測された各組織の和が眼軸長として表示される(図 9).

当院での SS-バイオメータ 3 機種の比較では,核硬度 grade 4 以上が 15.9%の母集団での眼軸長測定率は ARGOS®(97.6%)が最も高く,次いでOA-2000(96.3%)で,IOLMaster® 700(92.6%)との間に有意差を認めた(χ^2検定, $p<0.0001$).
ARGOS®では,ERV(enhanced retina visualization)として全眼球 OCT イメージを上下反転させ,網膜の感度を高くして眼軸長測定値を得るモードもあり,white cataracts など透光体混濁の強い症例において威力を発揮している. また,ARGOS®では,装置による IOL 定数の最適化が可能となり,熟慮されたソフトウエアは多才で,さらなる術後屈折誤差の低減が期待できる. IOL度数計算式では,Barrett 式のシリーズが標準搭

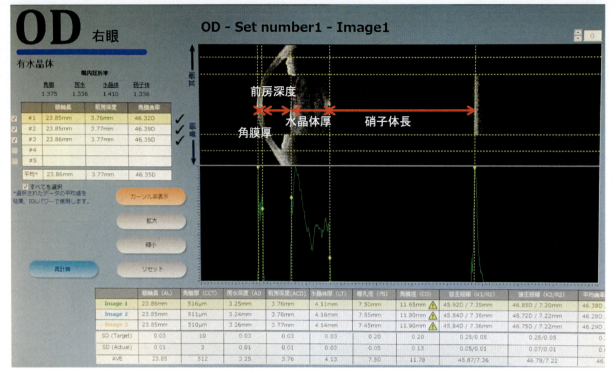

図 9. ARGOS®の解析画面

載されていることも利点といえる.

光学式眼内寸法測定のコツと注意点

1）測定前に被検眼のステータス（有水晶体・無水晶体・IOL 素材・silicone oil）を確認し, 正しく指定しておく.

2）顎台に顔をのせる際には, 頭位の傾きを確認し, 必要があれば患者の後ろから無理な姿勢になっていないか観察し矯正する.

3）測定を開始する前に, 内部固視灯が被検眼の中心に見えるかを確認する.

4）被検眼が低視力で固視不良な場合は, 僚眼を遮蔽し被検眼で正面を固視するよう誘導する.

5）最初に測定される角膜曲率半径計測時は, 睫毛や眼瞼が角膜の測定エリアにかからないよう開瞼を促す. それでも十分な開瞼が得られない場合は, 眼球を圧迫しないよう軽く上眼瞼を補助的に挙げて測定する.

6）涙液層の破綻をマイヤー像で確認しながら, 適宜瞬目を促し, 安定した状態での取り込みを心がける. ドライアイなどにより涙液層が不均一な場合は, 人工涙液を点眼して測定することもある.

7）無散瞳にて測定困難な場合は, 散瞳下での測定が有効な場合がある.

8）測定を終えたあとは, 取得した測定値に警告マーク「!」が付されていないか確認し, 取得画像により IOL 度数計算に支障のない範囲かどうかを判断する.

9）測定項目中のどれかに警告マーク「!」が付されている場合は, 患者の状態が許す限り, 測定し直すことが望ましい.

おわりに

光学式眼内寸法測定は, 非接触で高速かつ精度の高い測定値が得られるため, 患者負担が少なく術後屈折誤差の低減に大きな役割を果たしている. しかし, その測定値が正しく計測されたものかを判断するには, 出力された数値データだけでなく, 眼内のステータスを含め, セグメンテーションエラーの有無をチェックすることが重要である.

IOL 度数計算式のパラメータは, SRK/T 式など眼軸長と角膜屈折力のみであったものから, 前

房深度を含む Haigis 式,さらに水晶体厚,角膜横径を必要とする Barrett 式のシリーズなど,装置の進化とともに IOL 固定位置予測に関わるデータが追加され,多くのパラメータについて,その値の採否を判断する「目」を磨くことも必要とされている.

文　献

1) 須藤史子:光学式眼軸長測定装置 ARGOS®. IOL & RS, **31**(2):300-304, 2017.
   Summary　ARGOS®の解説.
2) Goebels S, Pattmöller M, Eppig T, et al:Comparison of 3 biometry devices in cataract patients. J Cataract Refract Surg, **41**:2387-2393, 2015.
   Summary　OA-2000 と Lenstar LS900 および IOLMaster®(PCI)の比較.
3) Kunert KS, Peter M, Blum M, et al:Repeatability and agreement in optical biometry of a new swept-source optical coherence tomography-based biometer versus partial coherence interferometry and optical low-coherence reflectometry. J Cataract Refract Surg, **42**:76-83, 2016.
   Summary　IOLMaster® 700 と IOLMaster® 500 および Lenstar の比較.
4) Shammas HJ, Ortiz S, Shammas MC, et al:Biometry measurements using a new large-coherence-length swept-source optical coherence tomographer. J Cataract Refract Surg, **42**:50-61, 2016.
   Summary　ARGOS®と IOLMaster® 500 および Lenstar LS900 の比較.
5) 玉置明野,小島隆司,長谷川亜里ほか:白内障症例におけるフーリエドメイン方式とタイムドメイン方式による光学式眼軸長測定の比較. IOL & RS, **29**(3):378-383, 2015.
   Summary　FD 方式と TD 方式による光学式眼軸長測定の比較.
6) Hoffmann P, Wahl J, Preussner PR:Accuracy of intraocular lens calculation with ray tracing. J Refract Surg, **28**(9):650-655, 2012.
   Summary　OKULIX の有用性.
7) Saiki M, Negishi K, Kato N, et al:Ray tracing software for intraocular lens power calculation after corneal excimer laser surgery. Jpn J Ophthalmol, **58**(3):276-281, 2014.
   Summary　OKULIX の有用性.
8) Hirnschall N, Varsits R, Doeller B, et al:Enhanced Penetration for Axial Length Measurement of Eyes with Dense Cataracts Using Swept Source Optical Coherence Tomography. Ophthalmol Ther, Open access publication, December 8, 2017. https://doi.org/10.1007/s40123-018-0122-1
   Summary　IOLMaster® 700 と IOLMaster® 500 を比較した PSC と Dense Cat の測定率.
9) Ferrer BT, Domínguez VA, Esteve TJJ, et al:Evaluation of the repeatability of a swept-source ocular biometer for measuring ocular biometric parameters. Graefes Arch Clin ExpOphthalmol, **255**(2):343-349, 2017.
   Summary　IOLMaster® 700 の精度.
10) Kurian M, Negalur N, Das S, et al:Biometry with a new swept-source optical coherence tomography biometer:Repeatability and agreement with an optical low-coherence reflectometry device. J Cataract Refract Surg, **42**:577-581, 2016.
    Summary　IOLMaster® 700 と Lenstar LS900 の比較.
11) Sel S, Stange J, Kaiser D, et al:Repeatability and agreement of Scheimpflug-based and swept-source optical biometry measurements. Cont Lens Anterior Eye, **40**(5):318-322, 2017.
    Summary　IOLMaster® 700 と PentacamAXL の比較.
12) Jung S, Chin HS, Kim NR, et al:Comparison of Repeatability and Agreement between Swept-Source Optical Biometry and Dual-Scheimpflug Topography. J Ophthalmol, 2017, Article ID 1516395, 5 pages.
    Summary　IOLMaster® 700 と Galilei G6 の比較.

特集/これでわかる眼内レンズ度数決定のコツ

IOL度数計算式の特徴と
IOL度数決定のコツ

襧津直久*

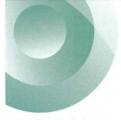

Key Words: バレットユニバーサルⅡ(Barrett Universal Ⅱ), 改良型ユニバーサル理論式(improved universal theoretical formula), Hill-RBF, 妥当性基準(validation criteria), 眼内レンズパワー計算(IOL power calculation)

Abstract: 第3世代の計算式が30年間使われてきた. 近年, Barrett Universal Ⅱや人工知能を用いたHill-RBFといった新しい計算式が登場し, 90%以上の症例が±0.5Dの誤差範囲内に入る時代になってきた. これらの計算式の解説を行う. 計算式の選択も重要であるが, 測定値のチェックも計算式の精度を高めるうえで重要な要素であり, Hillのvalidation criteriaと当院で行っている方法についても解説する.

はじめに

白内障の手術術式の進化により, 初心者の手術でも時間が経てば熟練者の手術と遜色ない結果を得られるようになってきた. しかし, どんなに手術がうまくいっても, 屈折誤差が大きく出ると, その患者はその誤差を一生引きずっていくことになる. 術後の炎症のように"時間薬(じかんぐすり)"というわけにはいかない. より誤差の少ない方法を目指していくことは今後さらに重要になっていく.

旧来の計算式

Fyodorovが最初に眼内レンズ(以下, IOL)のパワー計算式を発表して50年になる[1]. その後, 数多くの計算式が発表されてきた. 現在でも広く使用されているHolladayⅠ式[2], SRK/T式[3], Hoffer式[4]といった第3世代の計算式もすでに30年経とうとしている. その後HolladayⅡ式, やHaigis式[5]といった第4世代の計算式が発表され

ている.

この「〜世代」とは眼内レンズ定数を修飾する因子によって分けられている. Fyodorov式の時代は虹彩支持型IOLでIOLの位置は虹彩平面とすればよく, 眼内レンズ定数の概念はなかった. その後, 欧米で登場したBinkhorst式やSRK式といった第1世代の計算式では眼内レンズ定数(ACD, A定数)をそのまま使用していた. BinkhorstⅡ式やSRKⅡ式などの第2世代の計算式では, 眼内レンズ定数を眼軸長(AXL)によって加減するように改良された. 第3世代の計算式ではAXLの他に角膜屈折力(K値)も加えて術後のIOLの位置を予測した. 第4世代では術前の前房深度(ACD)を計算に組み入れているのが特徴である. 第4世代以降の計算式はほとんどがAXL, K値, 術前ACDを使用している. 例外としてHaigis式はK値を使用していないことと, Oku-lix式はAXLのみでしいて言えば第2世代の計算式に相当する.

第4世代以降は第5世代などと分類している論文もあるがあまりコンセンサスは得られていないし, 計算の手法が幅広くなってきて,「〜世代」と

---

* Naohisa NEZU, 〒158-0082 東京都世田谷区等々力3-10-12 等々力眼科, 院長

いう表現はそぐわなくなっている．

第4世代以降の計算式

1．Okulix 式

Preussner が発表した光線追跡のプログラムである．先に述べたように第2世代に相当し，IOL の位置予測に K 値を使用していないので屈折矯正手術後のパワー計算に適していることになる．角膜曲率はトポグラフィーで計測する．OA-2000 や Casia II に搭載された Okulix 式では，水晶体厚も IOL の位置予測に使用されるように改良されている．

2．Phaco Optix 式

Olsen 式とも呼ばれる．光線追跡法のプログラムであり web 上で販売されている．Lenstar や OA-2000 にも搭載されている．IOL の位置予測には AXL，K 値，術前 ACD，水晶体厚，年齢，屈折を使用している．光線追跡法では各 IOL のモデルに対してすべてのパワーごとの IOL 前面・後面の曲率，非球面性，中心厚のデータが欲しいところであるが，これらをメーカーがなかなか公開してくれないと Olsen は訴えている．

3．Barrett Universal II 式

2014 年に Lenstar に搭載され，その成績の良さから現在ではほとんどの光学式眼軸長測定装置に搭載されるようになった．Barrett は 1987 年にガウス光学で厚肉レンズ系の計算式としてそのアルゴリズムを示す形で Universal 式を発表した[6]．眼内レンズ定数 ACD を用いた第1世代の計算式であった．そして 1993 年に改良を加えた improved universal theoretical formula を発表している[7]．本式では角膜を楕円とし，眼球後部を正円として両者の交点を虹彩平面とするモデルを考案した(図1)．この虹彩平面から IOL の第2主平面までの距離を Lens Factor(LF) という眼内レンズ定数として定義した．LF は当時普及していた SRK/T 式の A 定数から求められるようにしている．虹彩平面の位置は AXL と K 値から計算され第3世代の計算式といえる．大雑把に言えば，

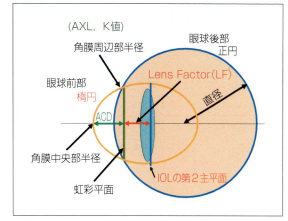

図1．改良型 Universal 理論式のシェーマ(文献7より)

Holladay I 式を厚肉レンズ光学とし角膜を楕円にしたものといえる．2009 年に Lenstar が発売されると，光学式 A モードで測定された ACD，水晶体厚と角膜横径(WTW)を取り込んだ Universal II 式に発展した．2014 年に Lenstar に搭載される形で公開されたが，内容はブラックボックスである．現在 Lenstar，ARGOS，IOLMaster 700，OA-2000，Aladdin に搭載されている．また APACRS(Asia Pacific Association of Cataract & Refractive Surgeons)のホームページでも利用できる．

4．Hill-RBF

Warren Hill を中心とする 13 か国 24 人の術者のチームと Haag-Streit 社と人工知能のプログラムを作っている MathWorks 社の協力のもとに作られた．現在術者のチームは 40 人になっており D. Koch，G. Barrett，A. Abulafia，L. Wang らも参加している．人工知能の radial basis function (RBF)という手法を用いてパワー計算を行う．入力は AXL，K 値，術前 ACD，目標屈折値で IOL パワーが出力になる．眼内レンズ定数は SRK/T 式の A 定数をそのまま使用する．RBF boundary model という考え方を導入している．例えば AXL と K 値の平面上で適用範囲を決め，その範囲外では精度が落ちるとして out of bound という警告が出る．2016 年に Lenstar に Ver.1 が搭載されたが目標屈折値が 0 D にしか設定できず，通常の単焦点眼内レンズなどで近視に目標値を設定することができなかった．2018 年に公開された

表 1. 予測誤差 0.5 D 以内の割合別にみた術者別の割合（文献 8 より）

% of Surgeons	<1%	≤6%	Vast Majority
Haigis	92%	84%	78%
Holladay I	91%	83%	77%
SRK/T	90%	82%	76%
Hoffer Q	89%	79%	74%
SRK II	76%	67%	59%

(Warren Hill)

表 2. 各計算式の誤差 0.5 D 以内の成績（自験例）

眼軸長	全例	23 mm 以下	25 mm 以上	27 mm 以上
眼数	199 眼	35 眼	35 眼	17 眼
Barrett	88	89	90	94
Hill-RBF	85	71	90	100
Olsen	77	60	88	94
Haigis	85	77	88	88
Holladay I	79	77	69	41
SRK/T	82	74	84	88
Hoffer Q	80	80	72	59

（等々力眼科）

Ver.2 では目標屈折値も従来は 0 D のみであったが，−2.5〜+1 D の設定ができるようになった．症例数は Ver.1 の 4 倍の 12,419 眼を人工知能で学習させ精度が向上したという．短眼軸眼だけでも 1,000 例を超す症例を含んでいる．Ver.1 では IOL のパワーも 6〜30 D の両面凸の IOL に限られていたが，Ver.2 ではメニスカスレンズにも対応し−5 D〜+5 D の IOL も扱えるようになっている．

Hill-RBF ではオンラインで世界中の術者からデータを収集し人工知能を発達させていくシステムが構築されており，今後も定期的にバージョンアップがなされて人工知能が賢くなっていくことが期待できる．

計算式の成績

1988 年の Holladay 式の最初の論文[2]では MAE (mean absolute error) が 0.61〜0.82 D としており，0.5 D 以内の誤差の割合は 50% 以下であったと推察できる．1990 年の SRK/T 式の論文[3]では予測誤差 0.5 D 以内の成績は 30〜50% であった．当時は予測誤差 1 D 以内で論じているものが多かった時代である．その後，手術術式が進歩し CCC などにより安定した IOL の固定が実現され，眼軸測定も超音波から光学式に進化した．さらに世界中で IOLMaster という同一のケラトメトリー，同一の眼軸測定器を用いて大量の症例を集計した ULIB (User Group for Laser Interference Biometry) の登場により各計算式において画期的な最適化がなされるようになった．こうした環境の変化から第 3 世代の計算式の成績も改善されていった（Haigis の引退に伴い，ULIB の更新が 2016 年 10 月で停止していることは憂慮すべきことであるが）．

近年の 0.5 D 以内の予測誤差を Hill がまとめたものが表 1 である．多くの術者の予測精度は 70% 台後半に改善していることがわかる．

当院の計算式の成績は表 2 に示すように 80% 台を示しているが，Barrett 式では全症例，長眼軸，短眼軸ともに良い成績を示している．Hill-RBF は Ver.1 であり長眼軸では成績が良いが，他では Barrett 式より劣っている．2018 年にリリースされた Ver.2 ではこれらの成績も Barrett 式を超すものになると Hill は述べている（執筆時 Web 上では Ver.2 が公開されているが，Lenstar には搭載されていない）．

Hill が報告した計算式ごとの成績を図 2 に示す．この Hill-RBF も Ver.1 のものであるが Barrett 式に肉薄している．Hill-RBF の 13 人の術者の成績を図 3 に示す．IOL は 6 種類あり，どの術者も 0.5 D 以内の誤差に 90% 以上が入っており，新しい時代に入ろうとしていることがわかる．

計算式の成績を向上させるために

1. Hill の validation criteria

計算式の成績が施設ごとに差が出る原因は何であろうか．眼内レンズ定数の最適化の有無は 1 つの要素である．しかし，嚢外摘出術の時代と比べると術式・術者による差は非常に小さくなっており，同じ測定機器を使用して非常に多数例の結果を集計した ULIB の出現により施設ごとの最適化の重要性は以前ほど大きくない．

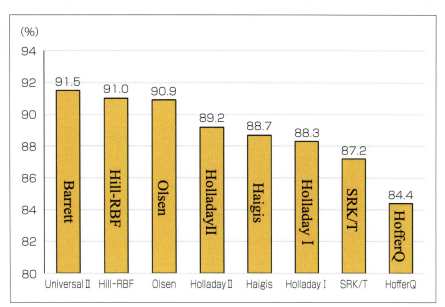

図2. 各計算式の誤差0.5D以内の成績（文献8より改変）

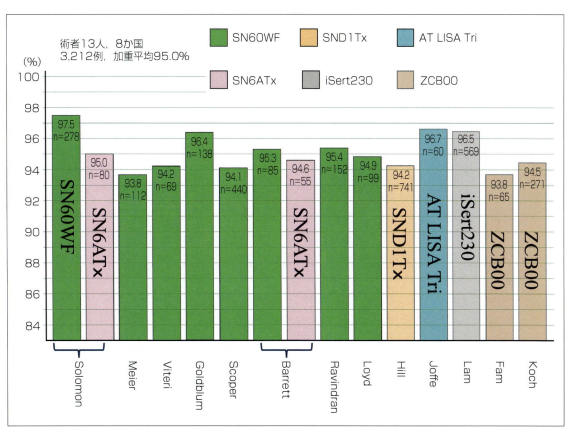

図3. Hill-RBFの誤差0.5D以内の成績（文献8より）

　最近の計測機の再現性は非常に優れているが稀におかしな値を示すことがある．この場合，どの計算式を選んでもパワー計算も大きなずれを生じることになる．このような場合，測定値の誤りであることが多く，そのような事例を検出するためにHillはvalidation criteriaの使用を提唱している（表3）．Hillのcriteriaの数値は出典によりバリエーションがある．また表3にまとめたものは抜粋であり，原本ではもっと多くの項目について指摘している（https://www.doctor-hill.com/iol-

表 3. Validation criteria（抜粋）

角膜屈折力
　K 値：40～48 D
　平均 K 値の左右差 0.9 D 以内
　乱視度数：2.5 D 以内
　角膜表面が病的状態，乾燥がないこと
眼軸長
　21.3～26.60 mm
　左右差 0.33 mm 以内
　前房深度 1.8～4.4 mm
　水晶体厚 3.0～6.2 mm
　固視灯が見えていること
角膜横径（WTW）
　10.0～13.0 mm
　同一眼での測定差 0.10 mm 以内
　両眼での差 0.20 mm 以内

（Warren Hill）

図 4. IOLMaster（IM）と Lenstar（LS）の Universal Ⅱ式の計算値の比較
左眼は IM と LS で推奨パワーが異なり（23 D と 22.5 D），予測屈折も 0.3 D の差があり計測値の再検討または再計測が必要

表 4. 生活プロフィールの問診項目

（よく見える状態だとして）
通常の眼鏡使用状態
コンタクトレンズの使用歴，いつから中止しているか
運転免許の有無，運転頻度
新聞，読書の頻度
PC，タブレットの使用状況
スマートフォン，携帯電話の使用状況
仕事の有無，職種（できるだけ具体的に）
趣味・スポーツ

main/validation.htm）．

2．当院の誤測定の検出法

　Hill の validation criteria は多岐にわたり，忙しい外来検査で検査員も十分にチェックしきれない面もあるし，やや大きな異常でないと検出が難しい．当院では Lenstar と IOLMaster 700 の 2 機種で計測し，両機種で計算した Barrett Universal Ⅱの値を比較している．同一の IOL，IOL 定数，IOL パワー，目標屈折値（－1.0 D）における予測屈折値の 2 機種での差の平均は 0.056 D，標準偏差は 0.157（100 例 100 眼）であった．そこで 0.25 D 以上の差（2σ）がある場合は計測を見直すことにしている．この場合 2 機種が提示する推奨 IOL パワーも通常は異なるものになっているので気づきやすい．患者の来院中に異常に気づけば再計測できるが，帰宅した後では再計測は難しくなるので両機種の計算値を検査時に記載（図 4）することにより検出しやすくしている．2 つの計測器がない施設では，時間や検査員を変えて 2 回の計測を行い，それぞれ IOL パワー計算を行い比較することで同様のチェックが可能である．

　患者の帰宅後に異常に気づいた場合は Universal Ⅱ式では AXL，K 値，ACD，水晶体厚，WTW を使用しているのでこれらの値を両機種で比較する．K 値に差がある場合が多いが，この場合は他眼の値やさらに他のケラトメトリーの値も参考にどちらの機種の値が正しいかを見極め，正しいと推定される機器の計算値を採用する．どうしても疑問がある場合は患者に再度来院していただき再計測する場合もある．

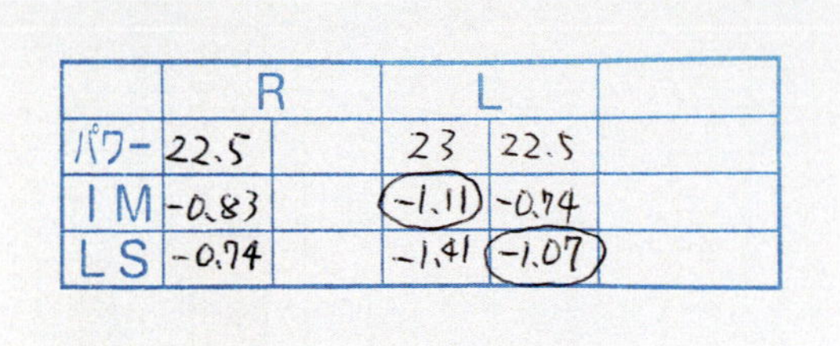

IOL パワーの選択

　当院では Lenstar で SRK/T 式，Holladay Ⅰ式，HofferQ 式，Haigis 式，Barrett Universal Ⅱ式，Hill-RBF の 6 式，IOLMaster 700 で SRK/T 式，Haigis 式，Holladay Ⅱ式，Barrett Universal Ⅱ式の 4 式で IOL パワー計算をしている．基本的には多数決であるが，Barrett Universal Ⅱ式と Hill-RBF を重視している．

　2 つの機種の Barrett Universal Ⅱ式の推奨 IOL パワーが異なる場合は 2 つの原因が考えられる．1 つは前項で述べたように誤測定である．もう 1 つは IOL パワーが 0.5 D 刻みのため，わずかの差で別々の IOL パワーを推奨している場合である．この場合はどちらが正しいというわけではないので，その患者にとって目標屈折値よりもずれるとしたら近視寄りが良いのか，遠視寄りが良いのかを患者の生活プロフィール（表 4）から判断する．IOL パワーの決定で迷った場合，生活プロフィールは重要な情報になる．

最後に

　眼内レンズパワー計算式の成績は 30 年前には誤差 0.5 D 以内の割合が 30％程度であったが，術式や計測機器の進歩により最近では 70％台後半の成績が普通になってきた．新しい計算式の登場により，正確な術前検査をすれば 90％以上の精度を得られる時代になろうとしている．いったん挿入した IOL はその患者の一生の屈折を決めてしまう．より精度の高い予測が当たり前の時代になっており，単に計算式を選ぶだけでなく，測定値の色々なチェックが誤差を減らすのに重要になる．

文　献

1) Fyodorov SN, Galin MA, Linksz A：Estimation of optical power of the intraocular lens. Vestn Oftalmol, **80**：27-31, 1967.
2) Holladay JT, Musgrove KH, Prager TC, et al：A three-part system for refining intraocular lens power calculations. J Cataract Refract Surg, **14**：17-24, 1988.
3) Sanders DR, Retzlaff JA, Kraff MC, et al：Comparison of the SRK/T formula and other theoretical and regression formulas. J Cataract Refract Surg, **16**：341-346, 1990.
4) Hoffer KJ：The Hoffer Q formula：A comparison of theoretic and regression formulas. J Cataract Refract Surg, **19**：700-712, 1993.
5) Haigis H：The Haigis Formula. Intraocular Lens Power Calculations（HJ Shammas, et al）SLACK, Throfare, pp. 41-57, 2004.
6) Barrett GD ：Intraocular lens calculation formulas for new intraocular lens implants. J Cataract Refract Surg, **13**：389-396, 1987.
7) Barrett GD：An improved universal theoretical formula for intraocular lens power prediction. J Cataract Refract Surg, **19**：713-720, 1993.
8) Hill WE：Consistently Accurate IOL Power Calculations. Handout of ASCRS course 2016.

特集／これでわかる眼内レンズ度数決定のコツ

トーリックカリキュレーターの特徴と使い方のコツ

二宮欣彦*

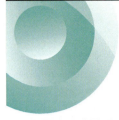

Key Words: トーリック眼内レンズ(toric intraocular lens:IOL), 予測前房深度(estimated lens position:ELP), 術後惹起乱視(surgically induced astigmatism:SIA), 角膜後面乱視(posterior corneal astigmatism), 倒乱視(against-the-rule astigmatism)

Abstract: トーリックカリキュレーターは, 術前の強・弱主経線の角膜屈折力と角度, 惹起角膜乱視と切開方向などの入力情報から, 乱視を大きさと向きを持つベクトルとして捉えて, 角膜とトーリック眼内レンズ(IOL)の乱視を角膜に頂間補正しベクトル計算を行うことにより, 推奨するトーリックIOLの円柱度数, 推奨するトーリックIOLの固定軸, その際に予測される術後残余乱視を出力する計算アルゴリズムである.

角膜後面乱視による術後の倒乱視化など, これまでわかってきたトーリックIOLによる乱視矯正のさまざまな問題に対し, トーリックカリキュレーターも, トーリックIOLの持ち込む乱視をIOL面から角膜前面に変換する際の頂間補正の方法, 角膜後面乱視の考慮, ケラトメトリーとのリンク, の方向性で進化してきた. 後面乱視を考慮し, ケラトメトリーと手術のガイダンスシステムとリンクしたカリキュレーターは, その進化による現状の発展形である.

角膜乱視とは

そもそも角膜は柔らかい組織であって, 研磨された硬い精巧なレンズのような, どの経線上も同じ曲率半径(単位はミリメートル:mm)もしくは屈折力(単位はディオプター:diopter(D))を持つものではない. 角膜は一般にラグビーボールのような2つの軸を持つ球様の形と捉えられていて, 強い屈折力を持つ軸を強主経線, 弱い屈折力の軸を弱主経線と呼んでいる. 正乱視ではこの2つの主経線が直交する. 強主経線上と弱主経線上の屈折力の違いを乱視度数(単位はD)といい, 乱視軸は主経線の方向を検者からみた直交座標系(デカルト座標系)のX軸正方向を0として, 反時計回りに180までの角度(°)で表す. なお, 我が国の場合は慣例上, 乱視度数をマイナス(凹)円柱レンズで表すため, 乱視軸は弱主経線の角度で表現される. このため乱視軸は, 垂直経線が強主経線になる直乱視では0~30°および150~180°, 水平経線が強主経線になる倒乱視では60~120°となり, それ以外を斜乱視と呼ぶ.

カリキュレーターの原理

カリキュレーターは, 術前の強・弱主経線の角膜屈折力(もしくは曲率半径)と角度, 惹起(角膜)乱視(surgically induced astigmatism:SIA)と切開方向を入力し, 推奨するトーリックIOLの円柱度数(D)(もしくはスタイル), 推奨するトーリックIOLの固定軸(°), その際に予測される術後残余乱視(D), の3つを出力する計算アルゴリズムである. 乱視を大きさと向きを持つベクトルとして捉え[1], 角膜とトーリックIOLという頂間

* Yoshihiko NINOMIYA, 〒530-0021 大阪市北区浮田2-2-3 行岡病院眼科, 副院長, 眼科主任部長

距離のある 2 つの乱視の要素は角膜(前面)に換算(頂間補正)するなどしてベクトル計算を行う.

1. 術後角膜乱視の計算

a)惹起(角膜)乱視

SIA は乱視ベクトルであり,切開創のタイプ(角膜切開,経結膜一面切開,強角膜切開)や大きさ,切開位置などによって異なる.通常は術者ごとに,米国の Dr. Hill がウェブ上に提供する SIA calculator(https://sia-calculator.com/)を使用して計算する.SIA はその大きさ(D)は平均値としては小さいものの症例間のばらつきが大きい[2]ため,筆者は切開創のタイプや大きさ,切開位置(強主経線切開か,それとも乱視軸に関係せず上方やBENT など一定方向からの切開か)について統一するようにしていて,例えば頻度の高い倒乱視症例について,強主経線方向からの 2.4 mm 経結膜一面切開における筆者の SIA は 0.24 D という結果を得ている.

b)術後の角膜乱視

術前の角膜乱視が手術の切開により変化し,術後の角膜乱視となる.SIA は絶対値で入力するが,切開方向も併せて入力するため,術前の角膜乱視および手術の切開による変化はともにベクトルとして表され,両者のベクトルの合算として術後の角膜乱視は計算される.

2. トーリック IOL の乱視

トーリック IOL の持ち込む乱視は,角膜(前面)上に頂間補正される.初期のカリキュレーターではこの頂間補正を以下の定数を用いて行っていた.

角膜面での乱視矯正効果＝IOL 面の乱視度数÷1.459(単位は D)

その後,予測前房深度の考えが取り入れられ,よりカスタマイズされた頂間補正がなされるようになった(後述).

3. 予想残余乱視

術後角膜乱視と,角膜(前面)に頂間補正されたトーリック IOL の持ち込む乱視の 2 つの乱視は角膜(前面)上でベクトルとして合算することができ,これが角膜(前面)上の予想残余乱視となる.

カリキュレーターの進化

カリキュレーターは,トーリック IOL の持ち込む乱視を IOL 面から角膜前面に変換する際の頂間補正の方法,角膜後面乱視の考慮,ケラトメトリーとのリンク,の各方向性で進化してきた.

1. トーリック IOL の持ち込む乱視の頂間補正

a)予測前房深度

トーリック IOL の持ち込む乱視を角膜(前面)上に頂間補正するのに初期のカリキュレーターでは定数を用いて行っていた(定数法,既述).しかし Goggin らは正確な術後残余乱視の計算には,前房深度,IOL の球面度数,眼軸長が考慮されるべきであることを示した[3)4)].そもそも IOL の屈折が角膜面上にどう換算されるかは,IOL 度数計算式において予測前房深度(estimated lens position:ELP)として重要視されていた[5)].そこで Fam ら[6)]は定数法の欠点を補うべく,2 経線法と呼ばれる方法を提唱した.具体的には,(SIA を考慮した後の術後)角膜屈折力を Holladay I 式により求めた ELP を用いて IOL 面上に頂間補正し,Holladay-Cravy-Koch 法を用いてトーリック IOL の屈折力と合成し,新たな強・弱主経線(2 経線)上の屈折力として計算し,角膜面での IOL 眼全体の屈折値を計算するものである[7)].

b)眼内レンズ度数計算式とカリキュレーター

ELP の算定方法は眼内レンズ度数計算式の本態であり,現在複数ある 2 経線法のカリキュレーターにおいて,採用している ELP 算定方法すなわち眼内レンズ度数計算式は異なる.本邦で 2014年に AMO 社がトーリック IOL の発売とともに発表した,初の 2 経線法のウェブカリキュレーターは,ELP 計算に Holladay I 式を用いたものである.この他,ELP 計算に Haigis 式を用いた Haigis Toric Calculator,Barrett Universal II 式を用いた Barrett Toric Calculator などがある.

2. 角膜後面乱視の考慮

a）角膜後面乱視とその影響

トーリック IOL の手術後に直乱視症例が倒乱視化したり，倒乱視症例において倒乱視が予想以上に残存したりする，いわゆる倒乱視化の問題が指摘され[8]，通常のケラトメトリーでは測定できない角膜後面乱視がその原因であることが判明した[9)10)]．Savini らのトーリック IOL の適応になるような 1.0 D 以上の全 157 眼を用いた研究[11)]によると，後面乱視が 0.50 D 以上ある症例は 55.4%，1.0 D 以上は 5.7% あるという．ただしシャインプルーフカメラによる角膜後面カーブの測定の repeatability は，角膜前面のそれよりも不良であり[12)]，また，こういった角膜後面カーブを測定可能な検査機器を持ち合わせていない施設も多い．このため，通常の角膜前面の情報から角膜後面乱視を考慮してトーリック IOL の選択（およびその軸決定）を行う機能がカリキュレーターに求められるようになった．

b）角膜後面乱視と各種カリキュレーター

（i）第一世代カリキュレーターとノモグラム

アルコン社トーリック IOL の登場当初のカリキュレーターは第一世代（first-generation）のカリキュレーターと呼ばれ，後面乱視を考慮しない．Koch ら[13)]はこの第一世代のカリキュレーターを用いても後面乱視の問題に対応できるよう，通称 Baylor toric IOL nomogram と呼ばれるノモグラムを提唱した．これは，術後に 0.25～0.5 D の直乱視になるように 0.7 D だけ，倒乱視では消極的に・直乱視では積極的に，該当スタイルをシフトしたもので，トーリック IOL の適応も倒乱視では 0.4 D から，直乱視では 1.7 D からとした．Johnson & Johnson Vision 社の TECNIS® IOL Calculator（http://tecnistoriccalc.com/，2018 年 5 月 18 日アクセス時点）はこのアルゴリズムを取り入れている（同社社内資料）．

（ii）Abulafia-Koch regression formula

Abulafia と Koch ら[14)]は，術後自覚乱視から実際の固定軸でトーリック IOL が持ち込んだ乱視を（それぞれ角膜面換算したうえで）引き算することで予測術後全角膜乱視を計算し，術後の Lenstar® LS 900（Haag-Streit 社）で測定された乱視との関係を，2 倍角座標での x, y 成分でどのような回帰式で表されるかで対応させることを考えた．つまり，実際に角膜が前面だけでなく後面乱視も合わせて持つ乱視が，測定された角膜前面乱視によって 2 倍角上どのような式で表されるかを表す回帰式を，実際の術後の自覚乱視からトーリック IOL の角膜面での乱視を（ベクトルとして）引き算することで得たのである．2018 年 5 月より，HOYA 社のカリキュレーター（hoyatoric.com/，2018 年 5 月 18 日アクセス時点）に本アルゴリズムが搭載された．

（iii）Barrett Toric Calculator

後面乱視を理論的なモデルで計算し考慮することで予測術後全角膜乱視を計算し，また前項で述べた ELP 計算に Universal II 式を用いている．APCRS（www.apacrs.org/toric_calculator/）や ASCRS（www.ascrs.org/barrett-toric-calculator）のウェブサイトに無料で提供されている他，IOL メーカーのウェブカリキュレーター（例：アルコン社，https://www.myalcon-toriccalc.com/，2018 年 5 月 18 日アクセス時点），そしてバイオメトリーの機器（例：IOLMaster 700（カールツァイス社））に取り入れられている．

3. カリキュレーターのケラトメトリーとのリンク

カリキュレーターは，そのプロバイダーの側面からみると，各 IOL メーカーがインターネット上に提供する形（このため各メーカーの IOL に紐づけされていた）から，第一人者が学会などのインターネット上などに提供するもの，そして今は加えて，バイオメトリー機器内でそのままリンクされているもの，と発展してきた．バイオメトリーと直接リンクされていることの利点は，カリキュレーターへの入力業務の省力化と関連した人為的ミスの予防，そしてメーカーのウェブカリキュレーターと異なり複数のメーカーから自由に

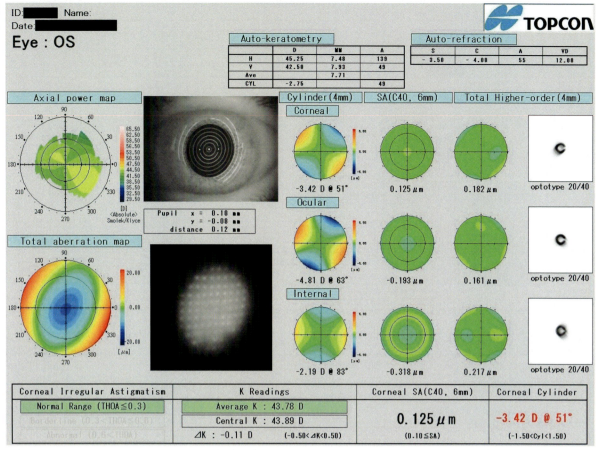

図 1. 症例の術前の波面センサー（IOL Selection Map）
角膜不正乱視（corneal irregular astigmatism）は正常範囲内．角膜の斜乱視は −3.42 D A51°で，眼球全体の斜乱視 −4.81 D A63°の主因となっている．

IOL を選択できる点，と考えている．また，同じバイオメトリー機器内でも複数のカリキュレーターが搭載されている（例：IOLMaster 700 には Haigis Toric Calculator と Barrett Toric Calculator の 2 つが搭載されている）ことがあり，例えば施設や症例により最良のカリキュレーターを選択でき，かつアップデートも可能である．

行岡病院眼科でのカリキュレーターの運用

行岡病院眼科（以下，当科）では，これまでのカリキュレーターの進歩に伴い，その運用も適宜変えてきた．かつては倒乱視化の解決のために独自のノモグラムも用いていた[15]が，後面乱視を考慮したカリキュレーターの出現によりオートケラトメーターの値をそのままウェブカリキュレーターに入力する方式に移行し，現在は，IOL Master 700 とそれにリンクされたカリキュレーター，手術顕微鏡 Lumera 700，ガイダンスシステム CALLISTO eye，データマネジメントシステム FORUM からなる ZEISS Cataract Suite をメインに用いている．実際の症例で運用を説明する．

1．症　例

71 歳，男性．両眼の白内障手術目的にて当科紹介受診．初診時，視力は右 0.04（1.0×S−3.5 D＝C−3.5 D A110°），左 0.05（0.7p×S−3.75 D＝C−4.5 D A65°）．多焦点 IOL を希望されるも，強い乱視を両眼に認めた．

2．斜乱視の検査

オートケラトメーターで乱視は右 −2.50 D A115°，左 −3.0 D A54°，波面センサー（KR-9000PW，トプコン社），前眼部 OCT（CASIA，トーメー社）の結果も同様であった（紙面の都合上，以後は左眼のみの経過，検査結果を示す．図1）．不正乱視（斜乱視の場合は特に注意）はこれら角膜形

図 2. IOLMaster 700 バレットスイート

IOLMaster 700 に内蔵されたバレットスイートで両眼のトーリック IOL の計算をした結果. OD・OS について左右に，また異なる 2 種のトーリック IOL について上下に表示されている．IOL の球面度数について 0.5 D 刻みで最適値より上下に 2 パワーずつオプションが示されるのが特徴(球面重視). 切開位置 0°，SIA 0.24 D で入力し，SN D1T6(円柱度数＋3.75 D)17.0 D を 149° で固定するよう推奨された.

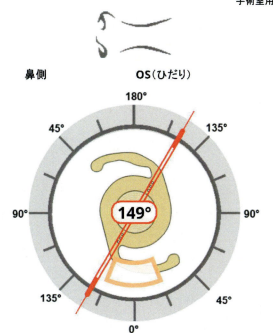

図 3. Barrett Toric Calculator(アルコン社ウェブカリキュレーター)
IOL のスタイル毎の予測術後残余乱視が示されるのが特徴(IOLMaster 700 バレットスイートと異なり円柱重視).
推奨スタイルがボールド(太文字)で示される.耳側切開の surgeon's view で表記されるのでわかりやすい.

状解析にて否定され,IOLMaster 700 での乱視の大きさ,角度も結果も他の検査と一致していたため,IOLMaster 700 の Barrett Toric Calculator(バレットスイート)の結果(図 2)を採用し,CALLISTO eye のガイダンスを用い,レストア®トーリック(アルコン社)の SND1T6 17.0 D を用いることにした.

なお,同システムを持ち合わせない施設におい

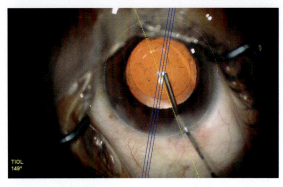

図 4.
CALLISTO eye での術中写真
CALLISTO eye で示されたターゲット軸(3 本の青線)にトーリック IOL のトーリック軸マークを重ねた状態. 黄色の破線は 0° の参照軸

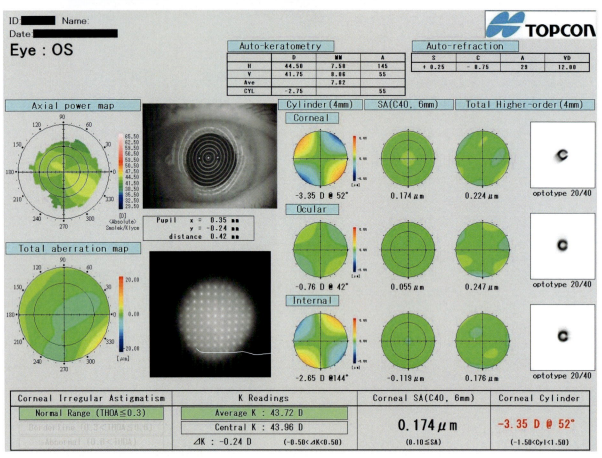

図 5. 術後の波面センサー(IOL Selection Map)
角膜斜乱視(−3.35 D A52°)はほぼ直交するトーリック IOL の持ち込んだ乱視(−2.65 D A144°)により矯正され, 眼球(ocular)の乱視はほぼ緑一色となっている.

ても Barrett Toric Calculator はアルコン社のウェブカリキュレーターとして用いることができ, 本症例において同じスタイルおよび固定軸が選定された(図 3).

3. 手術および術後

CALLISTO eye のガイダンスに従い, 2.4 mm 経結膜一面切開を耳側(0°)に置き, IOL は 149°に固定した(図 4). 術翌日の左眼視力は(1.2p×IOL)(1.2×IOL×S+0.5 D=C−0.75 D A25°), 近見視力(0.7×IOL)(0.9p×IOL×S+0.5 D=C−0.75 D A25°)(1.0×IOL×S+3.5 D=C−0.75 D A25°). 波面センサー IOL Selection Map は角膜と IOL の双方の乱視を比較・評価するのに有用[16]で, 角膜斜乱視(−3.35 D A52°)はほぼ直交するトーリック IOL の持ち込んだ乱視(−2.65 D A144°)により矯正されていることが示された(図 5).

おわりに

トーリック IOL を用いた乱視矯正には，各種カリキュレーターと検査機器について原理を知り応用することが大切である．後面乱視を考慮し，ケラトメトリーと手術のガイダンスシステムとリンクしたカリキュレーターは，その進化による現状の発展形である．

（画像協力：行岡病院眼科 視能訓練士 宮原知里）

文 献

1) 二宮欣彦，小島啓尚，前田直之：トーリック眼内レンズによる乱視矯正効果のベクトル解析．臨眼，66：1147-1152，2012．
2) Savini G, Næser K：An analysis of the factors influencing the residual refractive astigmatism after cataract surgery with toric intraocular lenses. Invest Ophthalmol Vis Sci, 56：827-835, 2015.
3) Goggin M, Moore S, Esterman A：Outcome of toric intraocular lens implantation after adjusting for anterior chamber depth and intraocular lens sphere equivalent power effects. Arch Ophthalmol, 129：998-1003, 2011.
4) Goggin M, Moore S, Esterman A：Toric intraocular lens outcome using the manufacturer's prediction of corneal plane equivalent intraocular lens cylinder power. Arch Ophthalmol, 129：1004-1008, 2011.
5) Olsen T：Prediction of the effective postoperative (intraocular lens) anterior chamber depth. J Cataract Refract Surg, 32：419-424, 2006.
6) Fam HB, Lim KL：Meridional analysis for calculating the expected spherocylindrical refraction in eyes with toric intraocular lenses. J Cataract Refract Surg, 33：2072-2076, 2007.
7) 二宮欣彦，稲村幹夫，猪飼央子ほか：トーリック眼内レンズの軸ずれの屈折への影響．臨眼，71：1063-1070，2017．
8) 二宮欣彦，小島啓尚，前田直之：トーリック眼内レンズによる乱視矯正効果のベクトル解析．臨眼，66：1147-1152，2012．
9) Ho JD, Tsai CY, Liou SW：Accuracy of corneal astigmatism estimation by neglecting the posterior corneal surface measurement. Am J Ophthalmol, 147：788-795, 2009.
10) Koch DD, Ali SF, Weikert MP, et al：Contribution of posterior corneal astigmatism to total corneal astigmatism. J Cataract Refract Surg, 38：2080-2087, 2012.
11) Savini G, Versaci F, Vestri G, et al：Influence of posterior corneal astigmatism on total corneal astigmatism in eyes with high moderate-to-high astigmatism. J Cataract Refract Surg, 40：1645-1653, 2014.
12) Aramberri J, Araiz L, Garcia A, et al：Dual versus single Scheimpflug camera for anterior segment analysis：precision and agreement. J Cataract Refract Surg, 38：1934-1949, 2012.
13) Koch DD, Jenkins RB, Weikert MP, et al：Correcting astigmatism with toric intraocular lenses：effect of posterior corneal astigmatism. J Cataract Refract Surg, 39：1803-1809, 2013.
14) Abulafia A, Koch DD, Wang L, et al：New regression formula for toric intraocular lens calculations. J Cataract Refract Surg, 42：663-671, 2016.
15) 渡辺真矢，二宮欣彦：倒乱視に対する強矯正トーリック眼内レンズの効果．眼科手術，29：145-148，2016．
16) 二宮欣彦：波面収差解析装置．臨眼，65：103-108，2011．

特集/これでわかる眼内レンズ度数決定のコツ

眼軸長からみたIOL度数計算のコツ

島村恵美子[*1]　須藤史子[*2]

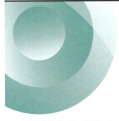

Key Words： effective lens position, 短眼軸長 (short axial length), 長眼軸長 (long axial length), 急峻角膜 (steep cornea), 平坦角膜 (flat cornea)

Abstract：世の中には「モデル体型」「理想体型」という表現があるが，眼球にも均整の良いものとそうでないものが存在する．眼軸長が短ければ前眼部のサイズも小さい，あるいは眼軸長が長ければ前眼部も大きいという比例関係は必ずしも成立しない．前眼部と後眼部のサイズ比が模型眼や模式図的な症例ばかりではなく，体型と同様に眼球もさまざまな容姿をしている．おそらく極東アジア人と欧米人では異なるし，日本人でも地方によって異なるかもしれない．本稿では，眼球の解剖学的構造の均整を示す値として眼軸長と角膜屈折力の組み合わせに着目し，均整のとれていない特殊な眼における眼内レンズ度数計算のコツを解説する．

眼内レンズ度数計算のトレンド

　眼内レンズ(intraocular lens：以下，IOL)度数計算については眼軸長別の推奨計算式が提唱されているが，近年は眼軸長だけでなく前眼部構造も加味したものが公開されている[1](図1)．このチャートを参考にしてIOL度数計算を行う場合，眼軸長のshort(短)/long(長)，角膜のsteep(急峻)/flat(平坦)の境界線をどこに設けるかが重要なポイントとなる．Holladayら[2]が要注意症例として挙げる「眼軸長22 mm未満および25 mm超」「角膜屈折力40 D未満および47 D超」に倣い，22 mm未満＝短眼軸，25 mm超＝長眼軸，47 D超＝急峻角膜，40 D未満＝平坦角膜として振り分けるのも1つの方法であろう．研究者によって標準の定義は異なるが[3)~6)]，まずは施設ごとに決めておくことをお勧めする．

　表1の「Wang-Koch眼軸長補正」(以下，WK補正)とは25 mm以上の長眼軸症例に対し，眼軸長補正値を求めて度数計算に用いる方法で，IOL定数の最適化に匹敵する精度があり，採用しやすい点が有効とされる[6]．欧米2施設222眼のデータから求めたWK補正式を採用した場合，正視化IOL度数(予測値がゼロになるIOL度数)にどのくらい差が生じるかを試算したところ，補正によって1 D以上もハイパワーとなった(表1)．各術者が経験に基づいてIOL度数を微調整する方法に近い印象である．ただし低度数や負の度数(−5 D〜＋5 D)については症例数を増やし再検討が必要とあり[6]，現状ではBarrett Universal II式など新世代の計算方法を利用するほうが臨床では容易であろう．

　日本白内障屈折矯正手術学会(以下，JSCRS)の医師会員アンケートによると，主に用いるIOL度数計算法(複数回答可)の第1位はSRK/T式が93.9％で圧倒的に多い[7]．SRK/T式は2変数Vergenceの代表格であり，術後にIOLが固定される位置(effective lens position：以下，ELP)の予

[*1] Emiko SHIMAMURA, 〒349-1105　久喜市小右衛門714-6　埼玉県済生会栗橋病院視能矯正科
[*2] Chikako SUTO, 〒116-8567　東京都荒川区西尾久2-1-10　東京女子医科大学東医療センター眼科，教授

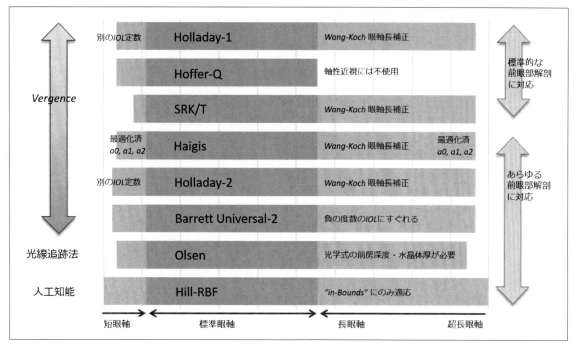

図 1．IOL 度数計算式の精度範囲
ウェブサイト doctor-hill.com のチャートを参考に一部改変

表 1．Wang-Koch 眼軸長補正と正視化 IOL 度数
長眼軸特有の術後遠視化サプライズ低減を目的とする Wang-Koch 眼軸長補正の有無によって，IOL 度数にどの程度の差が生じるかを確認するため，眼軸長 28 mm，角膜屈折力 43 D，前房深度 3.6 mm の眼に，A 定数 119 の IOL を用いると仮定して試算

度数計算式	眼軸長補正式	補正値	IOL 定数	正視化 IOL 度数 ①補正なし	正視化 IOL 度数 ②補正あり
Holladay-1	＝0.8814×AL＋2.8701	27.55 mm	SF：1.74	7.80 D	9.07 D
Haigis	＝0.9621×AL＋0.6763	27.62 mm	a0：1.309, a1：0.4, a2：0.1	8.30 D	9.29 D
SRK/T	＝0.8981×AL＋2.5637	27.71 mm	A：119	8.47 D	9.25 D
Hoffer-Q	＝0.8776×AL＋2.9269	27.50 mm	pACD：5.52	7.93 D	9.34 D

AL：IOLMaster® の眼軸長測定値

測に眼軸長と角膜屈折力を用いる．ドーム状の角膜底面の直径とドーム高を眼軸長と角膜屈折力から求め，そこにオフセットという IOL 毎に一定の値を加算して ELP を算出するのが SRK/T 式の特徴である[8]．そのため生体計測が正確に行われたとしても長眼軸と急峻角膜では ELP が実際よりも深く，短眼軸と平坦角膜は浅く見積もられるという誤差が生じる．したがって，計測値のいずれかが標準でない場合には，SRK/T 式をはじめとする旧世代の計算式（図 1 の上から 3 式）よりも新世代の計算式を併用して IOL 度数を決めるほうが安全である．

埼玉県済生会栗橋病院における生体計測値の分布

埼玉県済生会栗橋病院眼科（以下，当院）においてタイムドメイン方式の光学式生体計測装置 IOLMaster®（Carl Zeiss Meditec 製）で得られた値のうち，眼軸長および角膜屈折力の各ヒストグラムとその内訳を示す（図 2～3，表 2）．

当院は埼玉県北東部に位置しており，これが日本のスタンダードとは限らないのであるが，IOLMaster® の測定可能症例 4,909 眼の平均は，眼軸長 23.66 mm，角膜前面曲率半径 7.6 mm（屈折率 1.3375 換算で角膜屈折力 44.55 D 相当）で

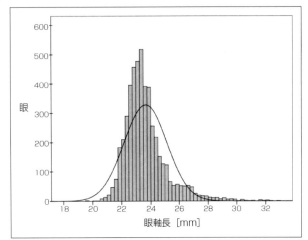

図 2. 眼軸長の分布

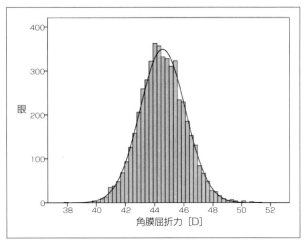

図 3. 角膜屈折力の分布

表 2. 眼軸長と角膜屈折力の内訳

	眼軸長(mm)	角膜屈折力(D)
平均±標準偏差	23.66±1.49	44.55±1.56
中央値	23.38	44.51
最頻値	23.34	44.18
歪度	1.63	0.13
尖度	4.43	0.22
最小値	19.57	37.95
最大値	32.75	51.15

n=4,909

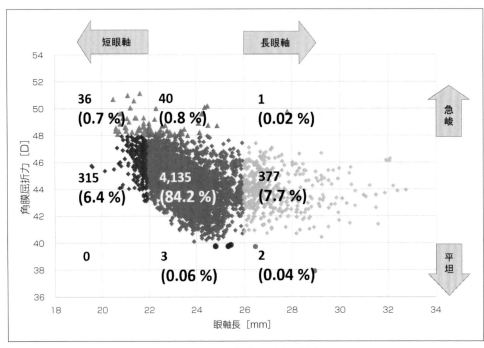

図 4. 眼軸長と角膜屈折力の散布図
眼軸長・角膜屈折力とも標準に属する症例は84%(中央白字). その他(黒字)は眼軸長・角膜屈折力のいずれかが標準から逸脱しており, effective lens position の予測が難しい.

右眼		左眼	
AL: 23.55 mm (SNR = 58.7)		AL: 23.44 mm (SNR = 94.5)	
R1: 7.70 mm / 43.83 D @ 10°		R: 7.67 mm / 44.00 D	
R2: 7.64 mm / 44.18 D @ 100°			
R / SE: 7.67 mm / 44.00 D			
Cyl.: −0.35 D @ 10°			
前房深度: 3.04 mm		前房深度: 2.93 mm	
術眼: 有水晶体眼		術眼: 有水晶体眼	

SRK(R)/T		Haigis		SRK(R)/T		Haigis	
A定数:	119.27	A0 Const:	−0.418	A定数:	119.27	A0 Const:	−0.418
		A1 Const:	0.330			A1 Const:	0.330
		A2 Const:	0.200			A2 Const:	0.200
IOL (D)	REF (D)	IOL (D)	REF (D)	IOL (D)	REF (D)	IOL (D)	REF (D)
23.0	−1.40	23.5	−1.74	23.5	−1.51	23.5	−1.52
22.5	−1.05	23.0	−1.38	23.0	−1.16	23.0	−1.15
22.0	−0.71	22.5	−1.03	22.5	−0.82	22.5	−0.80
21.5	**−0.38**	**22.0**	**−0.67**	**22.0**	**−0.48**	**22.0**	**−0.45**
21.0	−0.04	21.5	−0.32	21.5	−0.14	21.5	−0.10
20.5	0.28	21.0	0.02	21.0	0.19	21.0	0.25
20.0	0.61	20.5	0.36	20.5	0.52	20.5	0.59
正視IOL: 20.93		正視IOL: 21.03		正視IOL: 21.29		正視IOL: 21.36	
Holladay 1		HofferQ		Holladay 1		HofferQ	
SF:	2.05	pACD Const:	5.87	SF:	2.05	pACD Const:	5.87
IOL (D)	REF (D)	IOL (D)	REF (D)	IOL (D)	REF (D)	IOL (D)	REF (D)
23.5	−1.68	23.5	−1.7	23.5	−1.42	23.5	−1.4
23.0	−1.33	23.0	−1.3	23.0	−1.08	23.0	−1.0
22.5	−0.99	22.5	−1.0	22.5	−0.74	22.5	−0.7
22.0	**−0.66**	**22.0**	**−0.6**	**22.0**	**−0.41**	**22.0**	**−0.4**
21.5	−0.32	21.5	−0.3	21.5	−0.08	21.5	0.0
21.0	0.00	21.0	0.0	21.0	0.25	21.0	0.3
20.5	0.33	20.5	0.3	20.5	0.58	20.5	0.6
正視IOL: 21.01		正視IOL: 21.03		正視IOL: 21.38		正視IOL: 21.43	

Right Eye (OD):

Axial length:23.55 Keratometry:K1:43.83 K2:44.18 ACD:3.04
Recommended IOL: 21.56 (Biconvex) for Target Refraction:-0.50
Lens Factor: 2.03 A Constant: 119.27 WTW: LensThickness:

Left Eye (OS):

Axial length:23.44 Keratometry:K1:44.00 K2:44.00 ACD:2.93
Recommended IOL: 21.9 (Biconvex) for Target Refraction:-0.50
Lens Factor: 2.03 A Constant: 119.27 WTW: LensThickness:

IOL Power	Optic	Refraction	IOL Power	Optic	Refraction
23	Biconvex	−1.54	23.5	Biconvex	−1.66
22.5	Biconvex	−1.18	23	Biconvex	−1.3
22	Biconvex	−0.81	22.5	Biconvex	−0.93
21.5	**Biconvex**	**−0.46**	**22**	**Biconvex**	**−0.57**
21	Biconvex	−0.11	21.5	Biconvex	−0.22
20.5	Biconvex	0.24	21	Biconvex	0.13
20	Biconvex	0.58	20.5	Biconvex	0.48

図 5. 標準眼軸×標準角膜
正視希望．いずれの式も右眼は＋21.5 D，左眼は＋22.0 D 推しで度数選択に悩むことは少ない．
裸眼での運転を希望されたため，遠視にならないラインを狙って両眼とも＋21.5 D を採用

右眼	AL: 21.78 mm (SNR = 8.4)
右眼	K1: 45.24 D / 7.46 mm @ 89°
	K2: 46.55 D / 7.25 mm @ 179°
	R / SE: 7.36 mm / 45.89 D
	Cyl.: -1.31 D @ 89°
前房深度: 2.58 mm	

術眼: 有水晶体眼

SRK(R)/T		Haigis	
A定数:	119.27	A0 Const:	-0.418
		A1 Const:	0.330
		A2 Const:	0.200
IOL (D)	REF (D)	IOL (D)	REF (D)
27.5	-1.67	27.0	-1.53
27.0	-1.32	26.5	-1.16
26.5	-0.97	26.0	-0.80
26.0	**-0.63**	**25.5**	**-0.44**
25.5	-0.29	25.0	-0.09
25.0	0.04	24.5	0.26
24.5	0.38	24.0	0.61
正視IOL: 25.07		正視IOL: 24.87	

Holladay 1		HofferQ	
SF:	2.05	pACD Const:	5.87
IOL (D)	REF (D)	IOL (D)	REF (D)
27.5	-1.56	27.5	-1.4
27.0	-1.21	27.0	-1.0
26.5	-0.86	26.5	-0.7
26.0	**-0.52**	**26.0**	**-0.3**
25.5	-0.19	25.5	0.0
25.0	0.15	25.0	0.3
24.5	0.47	24.5	0.6
正視IOL: 25.22		正視IOL: 25.48	

Right Eye (OD):

Axial length:21.78 Keratometry:K1:45.24 K2:46.55 ACD:2.58
Recommended IOL: 25.54 (Biconvex) for Target Refraction -0.5
Lens Factor: 2.03 A Constant: 119.27 WTW: LensThickness:

IOL Power	Optic	Refraction
27	Biconvex	-1.58
26.5	Biconvex	-1.21
26	Biconvex	-0.84
25.5	**Biconvex**	**-0.48**
25	Biconvex	-0.12
24.5	Biconvex	0.24
24	Biconvex	0.59

図 6. 短眼軸×標準角膜
術前中等度遠視で正視希望. 旧世代式(SRK/T, Holladay-1, Hoffer-Q 式)は +26.0 D 推し. Haigis 式の IOL 定数は a1, a2 も最適化済で, 短眼軸にも適応. Haigis, Barrett Universal II 式が推す +25.5 D を採用

あった. 母集団の1標準偏差(総数の 68% 相当)を標準解剖眼と仮定すれば, 眼軸長は 22.17〜25.15 mm, 角膜屈折力は 43.00〜46.11 D, 同様に2標準偏差(同 95% 相当)を標準解剖眼とすれば, 眼軸長は 20.67〜26.65 mm, 角膜屈折力は 41.44〜47.67 D となる. 眼軸長は比較的短眼軸側に偏り, 長眼軸側の裾野が広い分布を示しているが(図2), 角膜屈折力はほぼ正規分布である(図3).

眼軸長をX軸, 角膜屈折力をY軸とした散布図を示す(図4). 当院では眼軸長 22 mm 未満を短眼軸, 26 mm 以上を長眼軸, 48 D 以上を急峻角膜, 40 D 未満を平坦角膜と便宜上定義し運用している. 2標準偏差を境界とする設定に近似しているが, 臨床ではボーダーライン付近の症例も注意すべき症例に含めて扱うことにしている[9].

IOL 度数計算の実際

検査中は測定値の再現性および標準に該当するかを即時に判断することが求められる. 値の再現性については複数台の装置を所有している施設であれば機種間の再現性(repeatability)を, 1機種のみ所有の施設であれば同一機種内での再現性(reproducibility)を確認することが重要である. 標準か否かについては前眼部サイズ(角膜屈折力・前房深度・角膜横径)と眼軸長のサイズ比から眼球解剖をイメージし, 図4のどのあたりに該当するかを評価するとよい. 標準でない場合は SRK/T 式の予測精度は低いと考え, 他の計算式も併用する.

以下に当院の運用例を紹介する(図5〜12). IOLMaster®モデル 500 で定数最適化済の IOL を使用する設定とし, 目標屈折値には術後正視希望であれば −0.50 D, 近視希望であれば希望の焦点距離に応じた値を入力した. 各図の上部は IOLMaster®モデル 500 の Multi Formula, 下部は Asia-Pacific Association of Cataract and Refractive Surgeons のウェブサイト[10]にある Barrett Universal II 式に IOLMaster®モデル 500 の値(眼軸長・角膜屈折力・前房深度・SRK/T 式の最適化

右眼		左眼	
AL: 26.56 mm (SNR = 132.7)		AL: 26.92 mm (SNR = 200.4)	
K1: 43.95 D / 7.68 mm @ 165°		K1: 43.89 D / 7.69 mm @ 18°	
K2: 44.70 D / 7.55 mm @ 75°		K2: 45.55 D / 7.41 mm @ 108°	
R / SE: 7.62 mm / 44.33 D		R / SE: 7.55 mm / 44.72 D	
Cyl.: -0.75 D @ 165°		Cyl.: -1.66 D @ 18°	
前房深度: 3.43 mm		前房深度: 3.32 mm	
術眼: 有水晶体眼		術眼: 有水晶体眼	

SRK(R)/T		Haigis		SRK(R)/T		Haigis	
A定数: 119.27		A0 Const: -0.418		A定数: 119.27		A0 Const: -0.418	
		A1 Const: 0.330				A1 Const: 0.330	
		A2 Const: 0.200				A2 Const: 0.200	
IOL (D)	REF (D)	IOL (D)	REF (D)	IOL (D)	REF (D)	IOL (D)	REF (D)
13.5	-1.59	13.0	-1.39	11.5	-1.29	11.5	-1.50
13.0	-1.27	12.5	-1.06	11.0	-0.98	11.0	-1.16
12.5	-0.95	12.0	-0.72	10.5	-0.68	10.5	-0.83
12.0	**-0.64**	**11.5**	**-0.39**	**10.0**	**-0.38**	**10.0**	**-0.50**
11.5	-0.33	11.0	-0.07	9.5	-0.08	9.5	-0.18
11.0	-0.03	10.5	0.25	9.0	0.21	9.0	0.14
10.5	0.27	10.0	0.57	8.5	0.50	8.5	0.46
正視IOL: 10.95		正視IOL: 10.89		正視IOL: 9.36		正視IOL: 9.22	

Holladay 1		HofferQ		Holladay 1		HofferQ	
SF: 2.05		pACD Const: 5.87		SF: 2.05		pACD Const: 5.87	
IOL (D)	REF (D)	IOL (D)	REF (D)	IOL (D)	REF (D)	IOL (D)	REF (D)
13.0	-1.56	12.5	-1.3	11.0	-1.37	11.0	-1.4
12.5	-1.24	12.0	-1.0	10.5	-1.05	10.5	-1.1
12.0	-0.92	11.5	-0.7	10.0	-0.74	10.0	-0.8
11.5	**-0.61**	**11.0**	**-0.4**	**9.5**	**-0.44**	**9.5**	**-0.5**
11.0	-0.30	10.5	-0.1	9.0	-0.13	9.0	-0.2
10.5	0.01	10.0	0.2	8.5	0.17	8.5	0.1
10.0	0.31	9.5	0.5	8.0	0.47	8.0	0.4
正視IOL: 10.52		正視IOL: 10.37		正視IOL: 8.78		正視IOL: 8.62	

Right Eye (OD):

Axial length:26.56 Keratometry:K1:43.95 K2:44.70 ACD:3.43
Recommended IOL: 11.71 (Biconvex) for Target Refraction:-0.5
Lens Factor: 2.03 A Constant: 119.27 WTW: LensThickness:

Left Eye (OS):

Axial length:26.92 Keratometry:K1:43.89 K2:45.55 ACD:3.32
Recommended IOL: 10.05 (Biconvex) for Target Refraction:-0.5
Lens Factor: 2.03 A Constant: 119.27 WTW: LensThickness:

IOL Power	Optic	Refraction		IOL Power	Optic	Refraction
13	Biconvex	-1.35		11.5	Biconvex	-1.43
12.5	Biconvex	-1.02		11	Biconvex	-1.11
12	Biconvex	-0.69		10.5	Biconvex	-0.78
11.5	**Biconvex**	**-0.37**		**10**	**Biconvex**	**-0.47**
11	Biconvex	-0.05		9.5	Biconvex	-0.15
10.5	Biconvex	0.27		9	Biconvex	0.16
10	Biconvex	0.58		8.5	Biconvex	0.47

図 7. 長眼軸×標準角膜

術前高度近視で正視希望．Holladay-1 式が若干ローパワー推しであるが，右眼はいずれも +11.5 D，左眼は +10.0 D 推し．新世代式（Haigis, Barrett Universal II 式）の結果が一致していることから，そのまま右眼 +11.5 D，左眼 +10.0 D を採用．ローパワーの場合は使用予定の IOL モデルで製造されている度数か要確認

右眼		左眼	
AL: 24.51 mm (SNR = 44.4)		AL: 24.15 mm (SNR = 123.9)	
K1: 47.94 D / 7.04 mm @ 111°		K1: 48.01 D / 7.03 mm @ 107°	
K2: 49.56 D / 6.81 mm @ 21°		K2: 48.49 D / 6.96 mm @ 17°	
R / SE: 6.92 mm / 48.75 D		R / SE: 7.00 mm / 48.25 D	
Cyl.: -1.62 D @ 111°		Cyl.: -0.48 D @ 107°	
前房深度: 3.74 mm		前房深度: 3.48 mm	
術眼: 有水晶体眼		術眼: 有水晶体眼	

SRK(R)/T		Haigis		SRK(R)/T		Haigis	
A定数: 119.27		A0 Const: -0.418		A定数: 119.27		A0 Const: -0.418	
		A1 Const: 0.330				A1 Const: 0.330	
		A2 Const: 0.200				A2 Const: 0.200	
IOL (D)	REF (D)	IOL (D)	REF (D)	IOL (D)	REF (D)	IOL (D)	REF (D)
15.0	-1.20	13.0	-1.37	17.0	-1.45	15.0	-1.43
14.5	-0.94	12.5	-1.04	16.5	-1.16	14.5	-1.09
14.0	-0.67	12.0	-0.71	16.0	-0.88	14.0	-0.76
13.5	**-0.42**	**11.5**	**-0.39**	**15.5**	**-0.60**	**13.5**	**-0.43**
13.0	-0.16	11.0	-0.07	15.0	-0.33	13.0	-0.11
12.5	0.09	10.5	0.25	14.5	-0.06	12.5	0.21
12.0	0.34	10.0	0.56	14.0	0.21	12.0	0.53
正視IOL: 12.68		正視IOL: 10.89		正視IOL: 14.40		正視IOL: 12.83	

Holladay 1		HofferQ		Holladay 1		HofferQ	
SF: 2.05		pACD Const: 5.87		SF: 2.05		pACD Const: 5.87	
IOL (D)	REF (D)	IOL (D)	REF (D)	IOL (D)	REF (D)	IOL (D)	REF (D)
13.5	-1.32	12.5	-1.3	15.5	-1.29	15.0	-1.5
13.0	-1.03	12.0	-1.0	15.0	-0.99	14.5	-1.2
12.5	-0.74	11.5	-0.7	14.5	-0.70	14.0	-0.9
12.0	**-0.46**	**11.0**	**-0.4**	**14.0**	**-0.41**	**13.5**	**-0.6**
11.5	-0.18	10.5	-0.1	13.5	-0.12	13.0	-0.3
11.0	0.10	10.0	0.2	13.0	0.17	12.5	0.0
10.5	0.37	9.5	0.5	12.5	0.45	12.0	0.3
正視IOL: 11.18		正視IOL: 10.33		正視IOL: 13.29		正視IOL: 12.49	

Right Eye (OD):

Axial length:24.51 Keratometry:K1:47.94 K2:49.56 ACD:3.74
Recommended IOL: 11.86 (Biconvex) for Target Refraction:-0.5
Lens Factor: 2.03 A Constant: 119.27 WTW: LensThickness:

Left Eye (OS):

Axial length:24.15 Keratometry:K1:48.01 K2:48.49 ACD:3.48
Recommended IOL: 13.9 (Biconvex) for Target Refraction:-0.5
Lens Factor: 2.03 A Constant: 119.27 WTW: LensThickness:

IOL Power	Optic	Refraction	IOL Power	Optic	Refraction
13.5	Biconvex	-1.54	15.5	Biconvex	-1.53
13	Biconvex	-1.22	15	Biconvex	-1.21
12.5	Biconvex	-0.9	14.5	Biconvex	-0.88
12	**Biconvex**	**-0.59**	**14**	**Biconvex**	**-0.56**
11.5	Biconvex	-0.28	13.5	Biconvex	-0.25
11	Biconvex	0.02	13	Biconvex	0.07
10.5	Biconvex	0.33	12.5	Biconvex	0.37

図 8. 標準眼軸×急峻角膜
術前中等度近視で正視希望. 旧世代式は除外して度数選択する. Haigis 式と Barrett Universal Ⅱ 式はほぼ一致しており, 右眼は＋11.5 D, 左眼＋13.5 D を採用

右眼		左眼	
AL: 24.73 mm (SNR = 178.5)		AL: 24.67 mm (SNR = 111.0)	
K1: 40.37 D / 8.36 mm @ 160°		K1: 40.04 D / 8.43 mm @ 46°	
K2: 40.81 D / 8.27 mm @ 70°		K2: 40.66 D / 8.30 mm @ 136°	
R / SE: 8.31 mm / 40.59 D		R / SE: 8.37 mm / 40.35 D	
Cyl.: −0.44 D @ 160°		Cyl.: −0.62 D @ 46°	
前房深度: 2.81 mm		前房深度: 2.91 mm	
術眼: 有水晶体眼		術眼: 有水晶体眼	

SRK(R)/T		Haigis		SRK(R)/T		Haigis	
A定数: 119.27		A0 Const: −0.418		A定数: 119.27		A0 Const: −0.418	
		A1 Const: 0.330				A1 Const: 0.330	
		A2 Const: 0.200				A2 Const: 0.200	
IOL (D)	REF (D)	IOL (D)	REF (D)	IOL (D)	REF (D)	IOL (D)	REF (D)
23.0	−1.49	24.0	−1.66	23.5	−1.54	24.5	−1.59
22.5	−1.13	23.5	−1.29	23.0	−1.17	24.0	−1.22
22.0	−0.77	23.0	−0.93	22.5	−0.81	23.5	−0.86
21.5	**−0.41**	**22.5**	**−0.57**	**22.0**	**−0.45**	**23.0**	**−0.50**
21.0	−0.06	22.0	−0.22	21.5	−0.09	22.5	−0.15
20.5	0.29	21.5	0.14	21.0	0.26	22.0	0.20
20.0	0.63	21.0	0.48	20.5	0.60	21.5	0.55
正視IOL: 20.92		正視IOL: 21.69		正視IOL: 21.37		正視IOL: 22.29	

Holladay 1		HofferQ		Holladay 1		HofferQ	
SF: 2.05		pACD Const: 5.87		SF: 2.05		pACD Const: 5.87	
IOL (D)	REF (D)	IOL (D)	REF (D)	IOL (D)	REF (D)	IOL (D)	REF (D)
23.5	−1.46	24.0	−1.5	24.0	−1.49	24.5	−1.5
23.0	−1.10	23.5	−1.2	23.5	−1.13	24.0	−1.2
22.5	−0.75	23.0	−0.8	23.0	−0.78	23.5	−0.8
22.0	**−0.40**	**22.5**	**−0.5**	**22.5**	**−0.43**	**23.0**	**−0.5**
21.5	−0.06	22.0	−0.2	22.0	−0.08	22.5	−0.1
21.0	0.28	21.5	0.2	21.5	0.26	22.0	0.2
20.5	0.61	21.0	0.5	21.0	0.60	21.5	0.5
正視IOL: 21.41		正視IOL: 21.75		正視IOL: 21.88		正視IOL: 22.28	

Right Eye (OD):

Axial length:24.73 Keratometry:K1:40.37 K2:40.81 ACD:2.81
Recommended IOL: 21.75 (Biconvex) for Target Refraction:-0.5
Lens Factor: 2.03 A Constant: 119.27 WTW: LensThickness:

Left Eye (OS):

Axial length:24.67 Keratometry:K1:40.04 K2:40.66 ACD:2.91
Recommended IOL: 22.25 (Biconvex) for Target Refraction:-0.5
Lens Factor: 2.03 A Constant: 119.27 WTW: LensThickness:

IOL Power	Optic	Refraction	IOL Power	Optic	Refraction
23.5	Biconvex	−1.81	24	Biconvex	−1.82
23	Biconvex	−1.43	23.5	Biconvex	−1.44
22.5	Biconvex	−1.05	23	Biconvex	−1.06
22	**Biconvex**	**−0.68**	**22.5**	**Biconvex**	**−0.69**
21.5	Biconvex	−0.31	22	Biconvex	−0.32
21	Biconvex	0.05	21.5	Biconvex	0.05
20.5	Biconvex	0.41	21	Biconvex	0.41

図 9．標準眼軸×平坦角膜
術前軽度近視で正視希望．角膜屈折矯正手術の既往はなく，通常の prolate 形状であった．右眼は ＋22.0 D，左眼は＋22.5 D を採用

右眼
右眼
AL: 21.99 mm (SNR = 129.3)
R1: 7.13 mm / 47.34 D @ 65°
R2: 7.06 mm / 47.80 D @ 155°
R / SE: 7.09 mm / 47.57 D
Cyl.: -0.46 D @ 65°
前房深度: 3.27 mm

術眼: 有水晶体眼

SRK(R)/T		Haigis	
A定数:	119.27	A0 Const:	-0.418
		A1 Const:	0.330
		A2 Const:	0.200
IOL (D)	REF (D)	IOL (D)	REF (D)
25.0	-1.61	24.5	-1.64
24.5	-1.27	24.0	-1.29
24.0	-0.95	23.5	-0.93
23.5	**-0.62**	**23.0**	**-0.59**
23.0	-0.30	22.5	-0.24
22.5	0.02	22.0	0.10
22.0	0.33	21.5	0.43
正視IOL: 22.53		正視IOL: 22.14	

Holladay 1		HofferQ	
SF:	2.05	pACD Const:	5.87
IOL (D)	REF (D)	IOL (D)	REF (D)
24.5	-1.46	24.5	-1.4
24.0	-1.12	24.0	-1.1
23.5	-0.79	23.5	-0.8
23.0	**-0.47**	**23.0**	**-0.4**
22.5	-0.14	22.5	-0.1
22.0	0.17	22.0	0.2
21.5	0.49	21.5	0.5
正視IOL: 22.27		正視IOL: 22.30	

Right Eye (OD):

Axial length:21.99 Keratometry:K1:47.34 K2:47.80 ACD:3.27
Recommended IOL: 22.78 (Biconvex) for Target Refraction:-0.50
Lens Factor: 2.03 A Constant: 119.27 WTW: LensThickness:

IOL Power	Optic	Refraction
24.5	Biconvex	-1.72
24	Biconvex	-1.36
23.5	Biconvex	-1.01
23	**Biconvex**	**-0.65**
22.5	Biconvex	-0.31
22	Biconvex	0.04
21.5	Biconvex	0.38

図 10. 短眼軸×急峻角膜
術前軽度近視で正視希望．急峻角膜につき SRK/T 式では effective lens position が深めに見積もられているかもしれないが，前房深度 3.27 mm で短眼軸にしては十分深い．SRK/T, Holladay-1, Hoffer-Q 式が＋23.0 D 推し．Haigis, Barrett Universal II 式が＋22.5 D 推し．遠視にならないラインを狙って＋22.5 D を採用

済 A 定数)を入力した計算結果を示す．絶対値で目標屈折値に最も近い IOL 度数が太字で表示されるが，太字の度数が最良とは限らず，各度数に併記されている予測値を正しく理解して選択することが重要である．

①標準眼軸×標準角膜(図 5)

当院では 84％の症例が該当．SRK/T 式の予測精度は十分高い．完璧な IOL 度数計算を追求するのであれば，複数の光学的生体計測装置，複数の計算式を用いることが推奨されており[11]，筆者も同意見である．

②短眼軸×標準角膜(図 6)

当院では 6％の症例が該当．いわゆる軸性遠視で IOL 度数はハイパワーとなるため，ELP 予測誤差が術後屈折値に大きく影響する．

③長眼軸×標準角膜(図 7)

当院では 8％の症例が該当．いわゆる軸性近視であり，Hoffer-Q 式は除外して選択する．IOL 度数はローパワーとなり，製品によっては扱っていないこともあるため要注意．度数が規格外であれば別モデルで再計算が必要．

④標準眼軸×急峻角膜(図 8)

当院では 0.8％の症例が該当．SRK/T 式は角膜屈折力に左右されやすい計算式であり[3]，急峻角膜は ELP が深く見積もられる典型例である．ELP が本来より深く見積もられると，本来用いるべき度数よりもハイパワーを推奨され，そのとおりにインプラントすると術後屈折は予測を大幅に超える近視に仕上がってしまう．ELP 予測に前房深度や水晶体厚の実測値を用いる計算式(Haigis式, Holladay-2 式, Barrett Universal II 式など)を併用することで術後サプライズは免れるであろう．

⑤標準眼軸×平坦角膜(図 9)

当院では 0.06％の症例が該当．平坦角膜は必ず形状解析を施行し，角膜屈折矯正手術既往の有無も確認しておく．もし手術既往があれば別途特殊な計算が必要となる(詳細は他稿を参照)．SRK/T 式では ELP が浅く見積もられることに注意す

右眼		左眼	
AL: 27.15 mm (SNR = 96.9)		AL: 27.05 mm (SNR = 143.2)	
R1: 8.34 mm / 40.47 D @ 92°		R1: 8.14 mm / 41.46 D @ 92°	
R2: 8.11 mm / 41.62 D @ 2°		R2: 8.09 mm / 41.72 D @ 2°	
R / SE: 8.22 mm / 41.05 D		R / SE: 8.12 mm / 41.59 D	
Cyl.: −1.15 D @ 92°		Cyl.: −0.26 D @ 92°	
前房深度: 3.67 mm		前房深度: 3.56 mm	
術眼: 有水晶体眼		術眼: 有水晶体眼	

SRK(R)/T		Haigis		SRK(R)/T		Haigis	
A定数: 119.27		A0 Const: −0.418		A定数: 119.27		A0 Const: −0.418	
		A1 Const: 0.330				A1 Const: 0.330	
		A2 Const: 0.200				A2 Const: 0.200	
IOL (D)	REF (D)	IOL (D)	REF (D)	IOL (D)	REF (D)	IOL (D)	REF (D)
15.5	−1.44	16.5	−1.54	15.0	−1.36	16.0	−1.60
15.0	−1.09	16.0	−1.20	14.5	−1.01	15.5	−1.26
14.5	−0.75	15.5	−0.86	14.0	−0.67	15.0	−0.92
14.0	**−0.41**	**15.0**	**−0.52**	**13.5**	**−0.34**	**14.5**	**−0.58**
13.5	−0.07	14.5	−0.18	13.0	−0.01	14.0	−0.24
13.0	0.26	14.0	0.15	12.5	0.32	13.5	0.09
12.5	0.59	13.5	0.47	12.0	0.64	13.0	0.41
正視IOL: 13.40		正視IOL: 14.22		正視IOL: 12.99		正視IOL: 13.63	

Holladay 1		HofferQ		Holladay 1		HofferQ	
SF: 2.05		pACD Const: 5.87		SF: 2.05		pACD Const: 5.87	
IOL (D)	REF (D)	IOL (D)	REF (D)	IOL (D)	REF (D)	IOL (D)	REF (D)
15.5	−1.58	16.0	−1.5	15.0	−1.52	15.5	−1.5
15.0	−1.23	15.5	−1.1	14.5	−1.18	15.0	−1.2
14.5	−0.89	15.0	−0.8	14.0	−0.84	14.5	−0.8
14.0	**−0.55**	**14.5**	**−0.5**	**13.5**	**−0.50**	**14.0**	**−0.5**
13.5	−0.21	14.0	−0.2	13.0	−0.17	13.5	−0.2
13.0	0.12	13.5	0.1	12.5	0.16	13.0	0.1
12.5	0.45	13.0	0.5	12.0	0.48	12.5	0.4
正視IOL: 13.18		正視IOL: 13.72		正視IOL: 12.74		正視IOL: 13.16	

Right Eye (OD):

Axial length:27.15 Keratometry:K1:40.47 K2:41.62 ACD:3.67
Recommended IOL: 14.59 (Biconvex) for Target Refraction:−0.5
Lens Factor: 2.03 A Constant: 119.27 WTW: LensThickness:

Left Eye (OS):

Axial length:27.05 Keratometry:K1:41.46 K2:41.72 ACD:3.56
Recommended IOL: 14.1 (Biconvex) for Target Refraction:−0.5
Lens Factor: 2.03 A Constant: 119.27 WTW: LensThickness:

IOL Power	Optic	Refraction	IOL Power	Optic	Refraction
16	Biconvex	−1.48	15.5	Biconvex	−1.47
15.5	Biconvex	−1.13	15	Biconvex	−1.12
15	Biconvex	−0.78	14.5	Biconvex	−0.77
14.5	**Biconvex**	**−0.44**	**14**	**Biconvex**	**−0.43**
14	Biconvex	−0.1	13.5	Biconvex	−0.1
13.5	Biconvex	0.23	13	Biconvex	0.23
13	Biconvex	0.56	12.5	Biconvex	0.56

図 11. 長眼軸×平坦角膜

術前中等度近視で正視希望．27 mm を超える長眼軸のため Hoffer-Q 式は除外して検討．前房深度は 3.5 mm 超で十分に深く，均整のとれている眼と評価．右眼は SRK/T，Holladay-1 式が＋14.0 D 推し，Barrett Universal Ⅱ式が若干ハイパワーの＋14.5 D 推し，Haigis 式はさらにハイパワーの＋15.0 D 推し．左眼も同様の傾向を示した．SRK/T 式では平坦角膜で effective lens position 浅め予測→ローパワー推し→術後遠視化の傾向を考慮して，右眼＋14.5 D，左眼＋14.0 D を採用

```
AL: 25.10 mm (SNR = 250.4)           左眼
R1: 7.39 mm / 45.67 D @ 120°
R2: 7.28 mm / 46.36 D @ 30°          左眼
R / SE: 7.34 mm / 46.02 D
Cyl.: -0.69 D @ 120°
前房深度: 3.85 mm

術眼: 有水晶体眼
```

SRK(R)/T		Haigis	
A定数:	119.27	A0 Const:	-0.418
		A1 Const:	0.330
		A2 Const:	0.200
IOL (D)	REF (D)	IOL (D)	REF (D)
20.0	-4.08	19.0	-4.07
19.5	-3.74	18.5	-3.70
19.0	-3.41	18.0	-3.34
18.5	**-3.08**	**17.5**	**-2.98**
18.0	-2.75	17.0	-2.63
17.5	-2.43	16.5	-2.28
17.0	-2.11	16.0	-1.93
正視IOL: 13.53		正視IOL: 13.09	

Holladay 1		HofferQ	
SF:	2.05	pACD Const:	5.87
IOL (D)	REF (D)	IOL (D)	REF (D)
19.5	-3.90	18.5	-3.9
19.0	-3.57	18.0	-3.5
18.5	-3.24	17.5	-3.2
18.0	**-2.91**	**17.0**	**-2.8**
17.5	-2.59	16.5	-2.5
17.0	-2.27	16.0	-2.2
16.5	-1.95	15.5	-1.9
正視IOL: 13.28		正視IOL: 12.52	

Left Eye (OS):

Axial length: 25.10 Keratometry: K1: 45.67 K2: 46.36 ACD: 3.85
Recommended IOL: 17.5 (Biconvex) for Target Refraction: -3.00
Lens Factor: 2.03 A Constant: 119.27 WTW: LensThickness:

IOL Power	Optic	Refraction
19	Biconvex	-4.09
18.5	Biconvex	-3.72
18	Biconvex	-3.36
17.5	**Biconvex**	**-3**
17	Biconvex	-2.65
16.5	Biconvex	-2.3
16	Biconvex	-1.96

図12. 長眼軸×急峻角膜
術前中等度近視で, 術後も近視希望. 長眼軸として扱う際はHoffer-Q式を除外して検討. SRK/T式が+18.5 D推し, Holladay-1式が+18.0 D推し, Haigis, Barrett UniversalⅡ式が+17.5 D推し. ④標準眼軸×急峻角膜と同様, SRK/T式では急峻角膜でeffective lens position深め予測→ハイパワー推し→術後近視化傾向となることを考慮し, +17.5 Dを採用

る. 前項④と逆で, ELPが本来より浅く見積もられると, 本来用いるべき度数よりもローパワーを推奨され, そのまま採用すれば予測を超える遠視に仕上がってしまう. 前房深度や水晶体厚の実測値を用いる計算式を併用するとよい.

⑥短眼軸×急峻角膜(図10)

当院では0.7%の症例が該当. 均整がとれているかは前房深度もみて判断したほうが良い(ただし水晶体膨隆症例はこの限りではない). 小眼球であれば前房深度も浅いことが予想されるが, 中には3 mm台半ばの値を示す症例もある. ELP予測は難しいため新世代の計算式を併用して度数選択するほうが安全である.

⑦長眼軸×平坦角膜(図11)

当院では0.04%の症例が該当. 平坦角膜の場合, まずは角膜屈折矯正手術既往がないかを確認. 前眼部と眼軸長の均整がとれた眼であるかは前房深度も考慮して判断する.

⑧長眼軸×急峻角膜(図12)

当院では円錐角膜合併の高度近視1眼(0.02%)のみ該当. 角膜前後面屈折力の評価を要し, 難易度の高い症例であった(円錐角膜症例の詳細については他稿を参照). このカテゴリのボーダーライン付近に属した症例を例示する.

⑨短眼軸×平坦角膜

当院では1例も存在しなかった.

まとめ

● 全体の約15%(7眼中1眼の割合)は標準の解剖学的構造から逸脱している.

● 術前生体計測値(例えば眼軸長と角膜屈折力)が全く同じ2名に同じIOLを入れたとしても, 術中操作や術後の水晶体嚢の収縮具合にも影響を受けるため, IOLが同じ位置に固定されるとは限らない. そこにELP予測の難しさがあり, 標準的な値から逸脱するほど予測の難易度は高くなる.

● SRK/T式は開発段階で角膜の急峻・平坦に対する補正を試みているものの, 改良に寄与しなかったという理由で補正は加えられていない(角

膜径実測値を用いないのも同じ理由)[8]．それでも急峻・平坦角膜や眼軸長の長短に伴う ELP 予測誤差が生じるのは事実であるため，測定値が標準を逸脱する場合は他の新しい世代の計算式も併用して IOL 度数を決めるほうが安全である．

● 複数の計算式による計算結果が異なり選択に苦慮する場合は：
- 長眼軸であれば Hoffer-Q 式を除外
- 新世代の計算式にウェイトを置いて比較
- SRK/T 式の二者択一で迷う場合は，急峻角膜なら低めの度数選択，平坦角膜なら高めの度数選択

文献

1) doctor-hill.com：IOL Power Calculations Which Formula?. Available at：https://www.doctor-hill.com/iol-main/formulas.htm/. Accessed March 1, 2018.
2) Holladay JT, Prager TC, Chandler TY, et al：A three-part system for refining intraocular lens power calculations. J Cataract Refract Surg, 14：17-24, 1988.
3) Melles RB, Holladay JT, Chang WJ：Accuracy of intraocular lens calculation formulas. Ophthalmology, 125：169-178, 2018.
   Summary 多数例を用いた IOL 度数計算式の精度比較．術前生体計測値ごとに術後屈折誤差の傾向を分析・視覚化しており，各計算式特有の傾向がわかりやすい．
4) Gökce SE, Zeiter JH, Weikert MP, et al：Intraocular lens power calculations in short eyes using 7 formulas. J Cataract Refract Surg, 43：892-897, 2017.
5) Kane JX, Van Heerden A, Atik A, et al：Intraocular lens power formula accuracy：Comparison of 7 formulas. J Cataract Refract Surg, 42：1490-1500, 2016.
6) Wang L, Shirayama M, Ma XJ, et al：Optimizing intraocular lens power calculations in eyes with axial lengths above 25.0 mm. J Cataract Refract Surg, 37：2018-2027, 2011.
   Summary 長眼軸特有の術後遠視化サプライズを低減し度数計算の予測精度を上げる方法として，IOLMaster®の眼軸長測定値を補正してから度数計算式(Holladay-1, Haigis, SRK/T, Hoffer-Q)に代入する方法を提唱．
7) 佐藤正樹，林　研，根岸一乃ほか：2016 年度 JSCRS 会員アンケート．IOL & RS, 31：411-427, 2017.
8) Retzlaff JA, Sanders DR, Kraff MC：Development of the SRK/T intraocular lens implant power calculation formula. J Cataract Refract Surg, 16：333-340, 1990.
9) 渕江勇太，須藤史子，島村恵美子ほか：術前屈折値および水晶体厚の入力が Holladay 2 式に与える影響．日本視能訓練士協会誌，42：121-128, 2013.
10) Asia-Pacific Association of Cataract and Refractive Surgeons：Barrett Universal II Formula. Available at：http://www.apacrs.org/barrett_universal2/. Accessed March 1, 2018.
11) Koch DD, Hill W, Abulafia A, et al：Pursuing perfection in intraocular lens calculations：1. Logical approach for classifying IOL calculation formulas. J Cataract Refract Surg, 43：717-718, 2017.

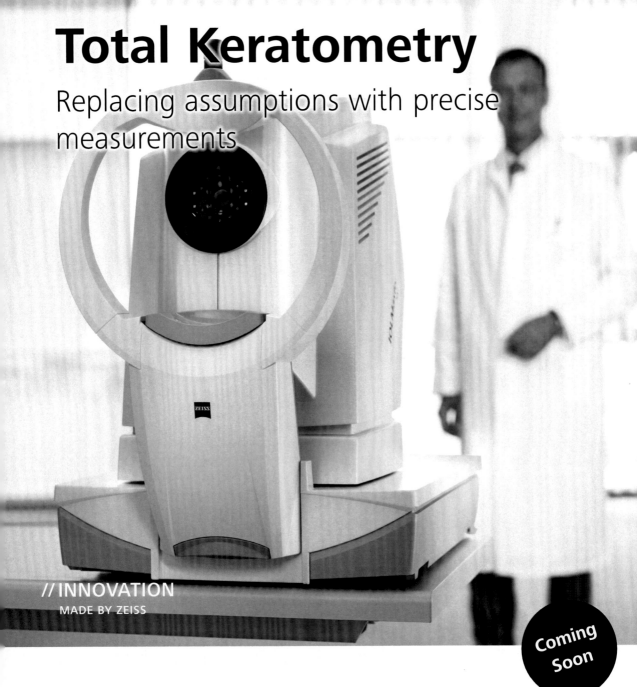

Total Keratometry
Replacing assumptions with precise measurements

// INNOVATION
MADE BY ZEISS

Coming Soon

光学式眼軸長測定・眼内レンズ度数計算装置
IOLマスター 700

IOLマスター700で全角膜屈折力「Total Keratometry(TK)」の測定が可能になります。
TKは角膜OCT画像から角膜後面の屈折力を測定して全角膜屈折力を算出します。
「推測から実測へ」、予期せぬ屈折誤差をより少なくするために、
IOLマスター700は進化を続けています。

※「Total Keratometry(TK)」は今夏リリース予定です。また、オプションの有償ソフトウエアライセンスが必要です。

販売名：IOL マスター 700
認証番号：226AHBZX00028000

特集/これでわかる眼内レンズ度数決定のコツ

角膜屈折力からみた IOL 度数計算のコツ:LASIK 眼(Flat な場合)

張 佑子[*1] 稗田 牧[*2]

Key Words: LASIK 術後,屈折誤差,Barrett True K 式,OCT,no history 法

Abstract:Laser in situ keratomileusis(LASIK)術後の白内障に対して正常眼と同じように眼内レンズ(IOL)度数計算をすると,術後屈折誤差を生じることが知られている.現在は,角膜屈折矯正手術によって変化した屈折量を使用する historical 法と,屈折矯正手術前のデータが不明で白内障術前データのみを使用する no history 法の 2 つが主に使われている.米国白内障屈折手術学会(ASCRS)の web サイトでは無料で IOL 度数計算をすることができ,新たに追加された optical coherence tomography(OCT)による計算法と特殊な測定機器を必要としない Barrett True K 式は精度が高いことが報告されている.また,光学式眼軸長測定装置や角膜形状解析装置を用いた IOL 度数計算は入力が簡便なものが多く,複数の結果を比較して IOL 度数を決定することが重要である.

はじめに

エキシマレーザー角膜屈折矯正手術は 2000 年に国内で承認が得られ,Laser in situ keratomileusis(以下,LASIK)が主流となって普及した.近視および近視性乱視に対する LASIK はマイクロケラトームやフェムトセカンドレーザーで厚さ約 100~150 μm の角膜フラップを作製後,露出した角膜実質面中央部に波長 193 nm の紫外線の ArF(フッ化アルゴン)エキシマレーザーを照射して実質組織を蒸散切除することで角膜形状を変化させ,遠方の裸眼視力が向上する.

屈折矯正手術を受けた患者は視機能に対する要求度が高いことが多く,白内障手術において眼内レンズ(intraocular lens:以下,IOL)度数の選択は非常に重要である.

一般に白内障手術の IOL 度数計算においては第 3 世代理論式である SRK/T 式の精度が高く頻用されているが,LASIK 術後のフラットで薄い角膜形状異常眼に対して従来の計算式を用いると術後屈折誤差を生じることが知られている.

眼内レンズ(IOL)度数計算で誤差が生じる原因

LASIK に代表される角膜屈折矯正手術を受けた角膜形状異常眼において,IOL 度数計算で誤差を生じる原因は大きく分けて測定機器,屈折率,計算式の 3 つにある[1)2)].

①**測定機器**:オートレフケラトメータは角膜を球面円柱と仮定して角膜前面の曲率半径を推量表示する.測定領域は角膜中心から直径 3 mm 付近のため,角膜前面中央部がフラット化する近視 LASIK 術後は,健常眼と比べて周辺部を測定していることになり,角膜屈折力(K 値)を過大評価する.そのため IOL パワーを過小評価し,IOL 挿入術後の屈折値は予想よりも遠視化する[3)].

近年では optical coherence tomography(以下,OCT)やシャインプルーク原理を用いた角膜形状

[*1] Yuko CHO,〒602-8566 京都市上京区河原町通広小路上る梶井町 465 京都府立医科大学眼科学教室
[*2] Osamu HIEDA,同,学内講師

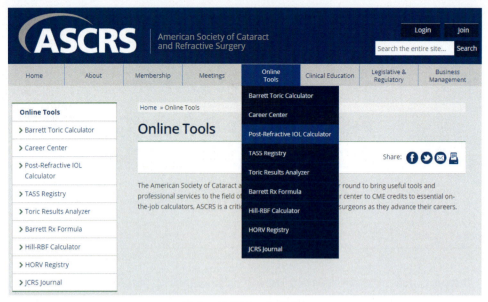

図 1. ASCRS web サイト

解析装置の登場により，角膜前後面の形状解析結果から角膜全体の屈折力の測定が可能となっており，角膜形状異常眼の白内障に対する IOL 度数計算の精度向上に注目されている．

②**屈折率**：オートケラトメータやトポグラフィーは角膜前面の曲率半径から角膜後面の曲率半径を予測する．健常眼では角膜前面は凸レンズ作用の＋49Diopter（D），後面は凹レンズ作用の－6 D，合わせて＋43 D の屈折力があり，屈折率は 1.3375 である．

近視 LASIK 術後は角膜前面がフラットになるが後面は変化しないため，角膜前後面の比率が変わる．そのため健常眼と同じ換算屈折率を用いると 7 D の手術矯正量ごとに 1 D 角膜屈折力が過大評価される[2]．

③**計算式**：一般に用いられる理論式は眼軸長，角膜屈折力，IOL 度数，目標屈折値，術後予測前房深度（effective lens position：以下，ELP）の 5 つのパラメータで構成されている．ELP は術前に予想される角膜前面から IOL 面までの距離のことであり，K 値と連動していることが原因で生じる．Holladay，Hoffer Q，SRK/T などの第 3 世代計算式では角膜を球面とした曲率半径から術後 ELP を予測するため，フラットな K 値では角膜屈折力は小さくなり曲率半径は大きくなる．ELP は浅く予想され，これを基に IOL 度数を選択すると，術後屈折値は遠視にずれる[4)5)]．

LASIK 術後の白内障手術をする機会が多くなり，屈折誤差の問題を解決するため，さまざまな計算式が考案されている．主に，屈折矯正手術前のデータを使用する historical 法と，屈折矯正手術前のデータが不明で白内障術前データのみを使用する no history 法の 2 つがある．

近視および近視性乱視に対する LASIK 術後眼に対する IOL 度数選択の方法と治療成績について解説する．

1．Web サイト上の無料 IOL 度数計算

米国白内障屈折手術学会（American Society of Cataract and Refractive Surgery：ASCRS）の Web サイト（www.ascrs.org）では，無料で IOL 度数を計算することができる（図 1）．

Online Tools より "Post-Refractive IOL Calculator" を選択し，"IOL Calculation in eyes that have undergone LASIK/PRK/RK" から "prior Myopic LASIK/PRK" を選択して得られたデータを入力する（図 2）．角膜屈折矯正手術によって変化した屈折量を使用する "using ΔMR"（historical 法）と白内障術前データのみを使用する "using no prior data"（no history 法）があり，optical coherence tomography（以下，OCT）による計算法と Barrett True K 式が追加され，それぞれ 7

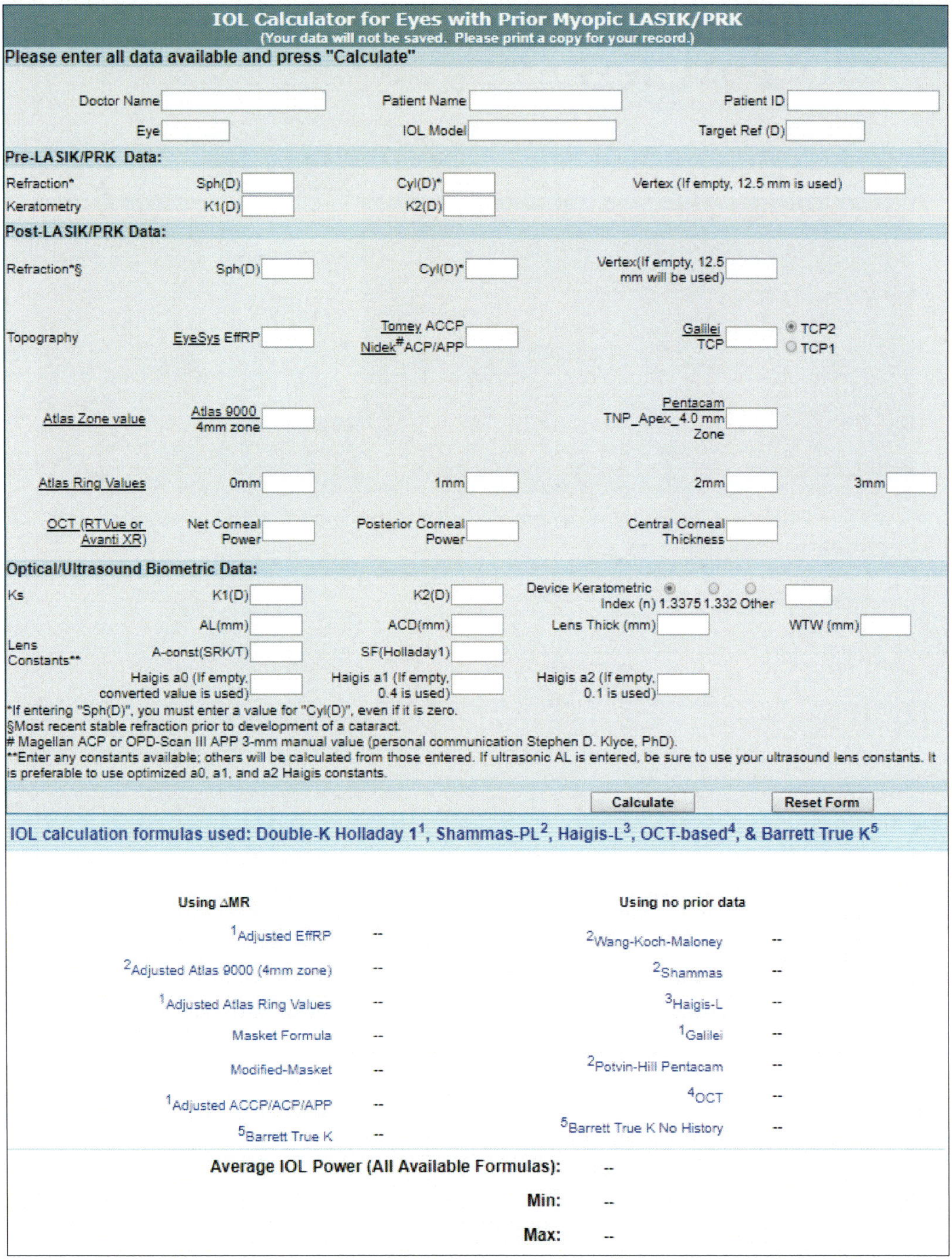
IOL Calculator for Eyes with Prior Myopic LASIK/PRK
(Your data will not be saved. Please print a copy for your record.)
Please enter all data available and press "Calculate"

Doctor Name | Patient Name | Patient ID
Eye | IOL Model | Target Ref (D)

Pre-LASIK/PRK Data:
Refraction* Sph(D) Cyl(D)* Vertex (If empty, 12.5 mm is used)
Keratometry K1(D) K2(D)

Post-LASIK/PRK Data:
Refraction*§ Sph(D) Cyl(D)* Vertex(If empty, 12.5 mm will be used)
Topography EyeSys EffRP | Tomey ACCP Nidek# ACP/APP | Galilei TCP | TCP2 TCP1
Atlas Zone value Atlas 9000 4mm zone | Pentacam TNP_Apex_4.0 mm Zone
Atlas Ring Values 0mm 1mm 2mm 3mm
OCT (RTVue or Avanti XR) Net Corneal Power | Posterior Corneal Power | Central Corneal Thickness

Optical/Ultrasound Biometric Data:
Ks K1(D) K2(D) Device Keratometric Index (n) 1.3375 1.332 Other
AL(mm) ACD(mm) Lens Thick (mm) WTW (mm)
Lens Constants** A-const(SRK/T) SF(Holladay1)
Haigis a0 (If empty, converted value is used) | Haigis a1 (If empty, 0.4 is used) | Haigis a2 (If empty, 0.1 is used)
*If entering "Sph(D)", you must enter a value for "Cyl(D)", even if it is zero.
§Most recent stable refraction prior to development of a cataract.
Magellan ACP or OPD-Scan III APP 3-mm manual value (personal communication Stephen D. Klyce, PhD).
**Enter any constants available; others will be calculated from those entered. If ultrasonic AL is entered, be sure to use your ultrasound lens constants. It is preferable to use optimized a0, a1, and a2 Haigis constants.
Calculate | Reset Form

IOL calculation formulas used: Double-K Holladay 1[1], Shammas-PL[2], Haigis-L[3], OCT-based[4], & Barrett True K[5]

Using ΔMR		Using no prior data	
[1]Adjusted EffRP	--	[2]Wang-Koch-Maloney	--
[2]Adjusted Atlas 9000 (4mm zone)	--	[2]Shammas	--
[1]Adjusted Atlas Ring Values	--	[3]Haigis-L	--
Masket Formula	--	[1]Galilei	--
Modified-Masket	--	[2]Potvin-Hill Pentacam	--
[1]Adjusted ACCP/ACP/APP	--	[4]OCT	--
[5]Barrett True K	--	[5]Barrett True K No History	--

Average IOL Power (All Available Formulas): --
Min: --
Max: --

図 2. ASCRS IOL Calculator の近視 LASIK/PRK 術後眼の IOL 度数計算画面

つの計算方法がある．今回は新しく追加された2つについて述べる．

①OCT：現在利用可能な OCT は RTVue または RTVue Avanti XR(Optovue 社)に限られている．角膜厚から算出される Net Corneal Power から本来の角膜屈折力を算出し，眼軸長，前房深度，水晶体厚から ELP を予測する．Web サイト上では，Net Corneal Power，角膜後面屈折力，中央部角膜厚の3項目を入力する．

②Barrett True K 式：通常の白内障眼で使用される Barrett Universal II式[6]に基づく．測定した K 値とエキシマレーザー照射前後の屈折度から修正した K 値を計算し，データがない場合には内部の回帰式によって自覚的屈折度の変化を計算

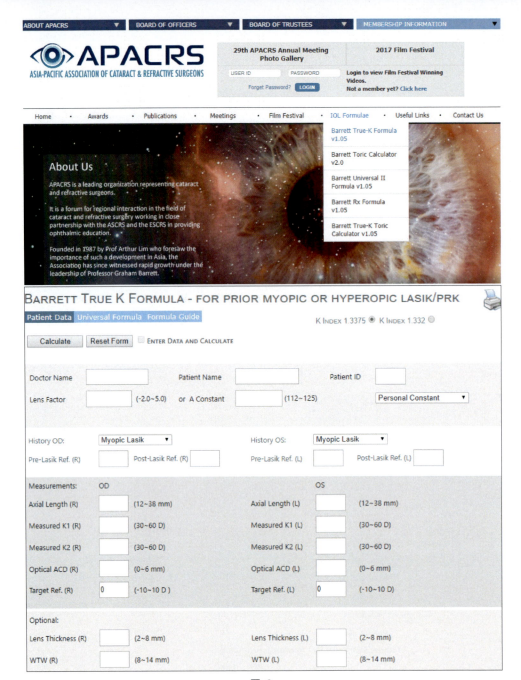

図 3.
a：APACRS web サイト
b：Barrett True K 式の入力画面

するが，詳細は公表されていない．

　Asia Pacific Association of Cataract & Refractive Surgeons（APACRS）の Web サイト（www.apacrs.org）においても計算可能である（図 3）．

　術前または術後データの入力に必要な角膜形状解析装置を保有していないとすべての計算結果を表示することはできないが，手元にあるパラメーターで計算可能な IOL 度数と各計算式の平均，最大，最小値の IOL 度数が表示され，比較しやすい．

2．光学式眼軸長測定装置を用いた計算

①IOL Master（Carl Zeiss 社）：Haigis-L 式（no history 法）が搭載されている．角膜屈折力の関与

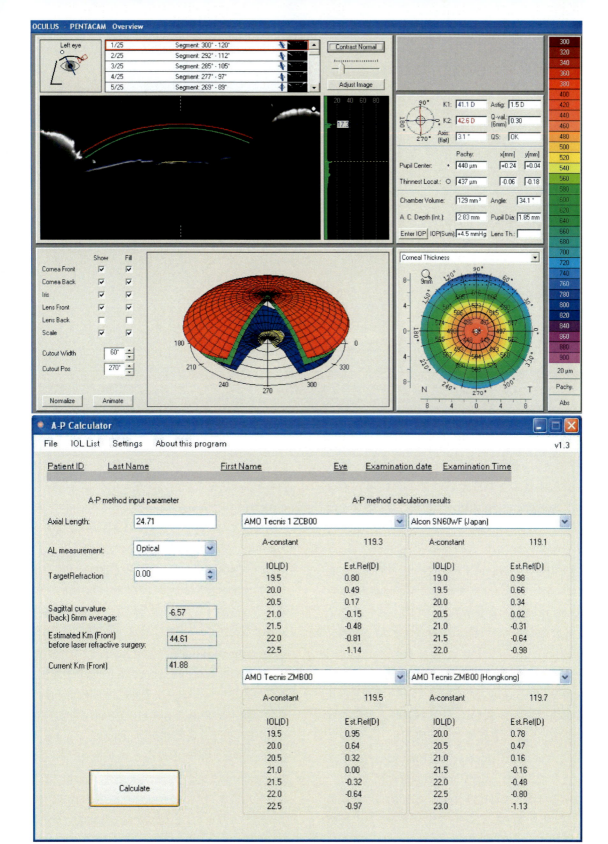

a
b

図 4. Pentacam

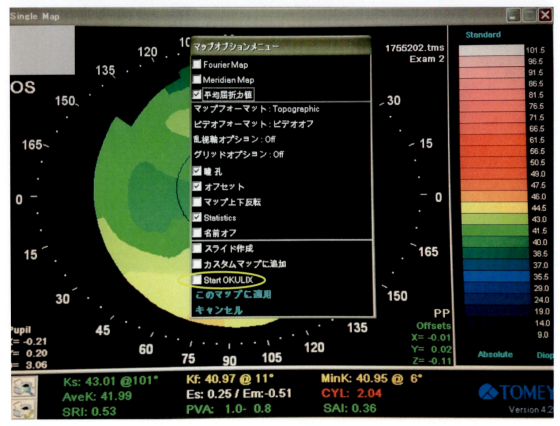

図 5. TMS

なしに眼軸長と術前前房深度の重回帰式から ELP を予測する．屈折矯正手術前のデータが不要であり，通常の白内障術前検査と同様の手順で計算できる．

②**LENSTAR（Haag-Streit 社）**：Shammas 式（no history 法）と Masket 法および Modified Masket 法（historical 法）が搭載されている．Holladay I 式の計算結果から回帰的に求められた修正に基づく．

3．角膜形状解析装置を用いた計算

①**A-P culculator**：シャインプルーク型角膜形状解析装置の Pentacam（OCULUS 社）に搭載されている．屈折矯正手術前の角膜屈折力を用いて ELP 予測を行う Double-K 法（historical 法）をもとに考案された．LASIK 術後の解析径 6 mm における角膜後面屈折力から LASIK 術前の角膜前面屈折力を推定し，SRK-T 式を用いて IOL 度数を計算する（no history 法）[7]．Over view（図 4-a）の External Software より A-P culculator を選択し，眼軸長と目標屈折度数を入力して IOL の種類を選択すると自動的に計算される（図 4-b）．

②**OKULIX**：TMS4A（図 5）および 5（TOMEY 社）と前眼部 OCT の CASIA（TOMEY 社）（図 6）に搭載されている．角膜中央部の前面曲率，眼軸長，IOL の光学的情報をもとに，中心窩から角膜方向への光線を追跡して眼屈折力を算出し，ELP は眼軸長から予測する（no history 法）．眼軸長のみを入力するだけで自動的に計算される（図 6-b）．

③**Camellin-Calossi 式**：IOL Station（NIDEK 社）に搭載されており，no history 法と historical 法の両方が計算できる（図 7）．角膜屈折力は角膜形状・波面収差解析装置である OPD-Scan™（NIDEK 社）の瞳孔内平均角膜屈折力（average pupil power）3 mm を使用する方法が推奨されている．Pentacam または Orbscan（Bausch & Lomb 社）で測定した中央部と直径 6 mm の 8 点の合計 9 点の角膜厚を入力する．白内障前の眼軸長，前房深度，水晶体厚を入力すると ELP が計算される．屈折矯正手術前のデータがある場合は屈折矯正手術での屈折矯正量を用いる．

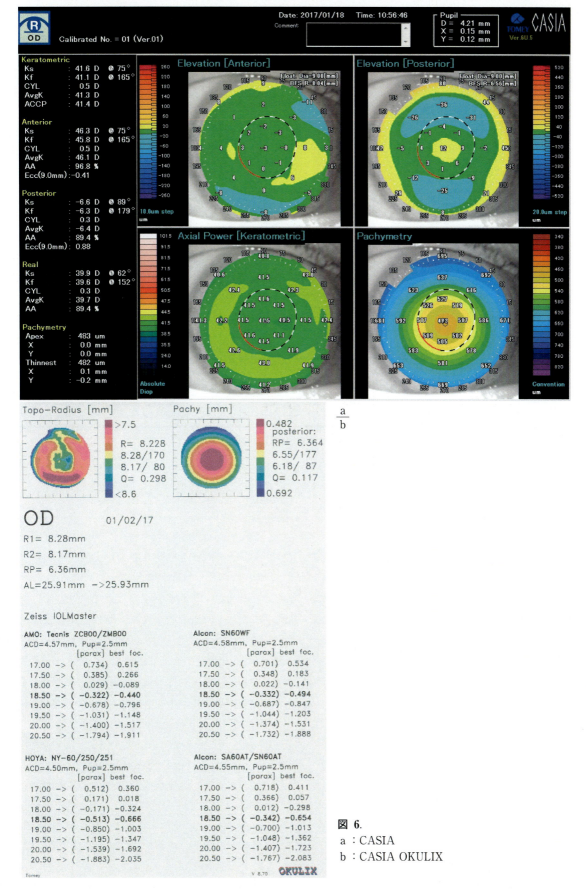

図 6.
a：CASIA
b：CASIA OKULIX

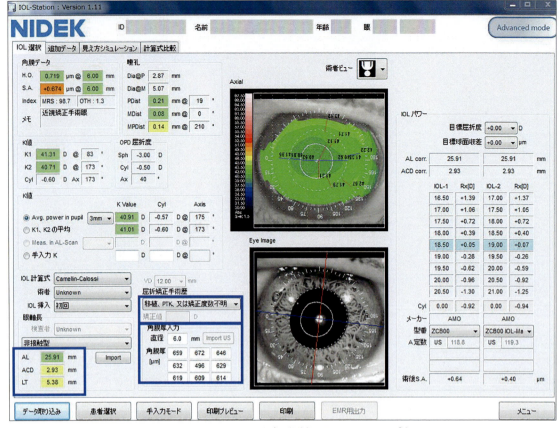

図7. IOL-Station の入力画面(Camellin-Calossi 式)

4. 人工知能

2016年に Hill が人工知能を用いた計算法として Hill-RBF(Radial Basis Function)を公開した. LENSTAR と ASCRS の web 上で利用できる(図1, 8). 入力項目は眼軸長, 角膜屈折力, 前房深度, 水晶体厚, 角膜横径中心角膜厚であるが, 現在は前者 3 項目だけで計算している. ユーザーからオンラインでデータを収集し, バージョンアップされる予定である.

成　績

Historical 法において, 以前はデータ補正項目を角膜屈折力で行うものが含まれていたが, 角膜屈折矯正手術前の角膜屈折力を用いる方法より, 角膜屈折矯正手術前後の屈折力の変化のみを用いる方法や no history 法のほうが精度が良いと報告されており[8)9)], ASCRS web サイト上で LASIK/PRK 術前 K 値と, LASIK/PRK によって変化した屈折量(Δ MR)を使用する方法である"Using Pre-LASIK/PRK Ks + Δ MR" は現在削除されている.

角膜前後面の形状解析データを用いる OCT と特殊な測定機器を必要としない Barrett True K 式が注目され, 報告が増えている.

Abulafia ら[10)] は Barrett True K 式を ASCRS web サイトの他の計算式と比較し, historical 法(58 眼)で有意に他の計算式より屈折誤差の中央値が最も小さいことを報告した. No history 法(30 眼)では Haigis-L 式, Shammas 式と比べて屈折誤差の中央値が小さく ±0.5 D 以内の精度は historical 法で 67.2%, no history 法で 63.3% といずれも精度が最も高かったことを報告している.

Wang ら[11)] は近視 LASIK/PRK 術後の 104 眼について ASCRS web サイトにおける IOL 度数計算を用いて各計算式の屈折誤差を検討し, no history 法では OCT を用いた結果が屈折誤差の中央値が最も小さく, 続いて Haigis-L 式, Barrett True K 式が小さいことを示した. また, これら 3

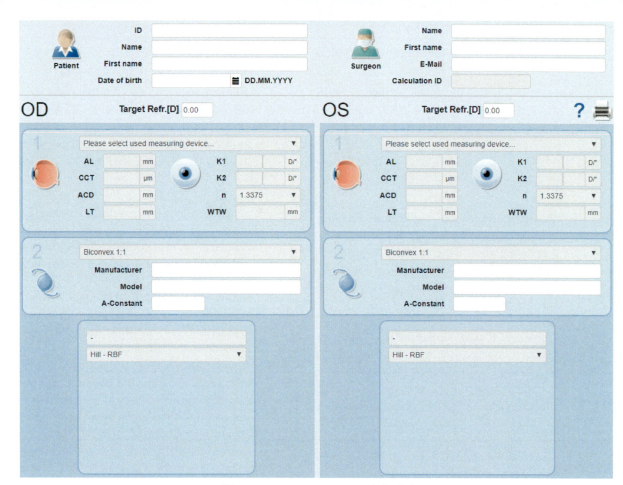

図 8. Hill-RBF Calculator の入力画面

表 1. 角膜屈折矯正術後眼に対する no history 法による IOL 度数計算
（文献 11 より改変引用）

計算式	眼数（眼）	屈折誤差絶対中央値（D）	平均屈折誤差±標準偏差（D）	屈折誤差≦0.5 D(%)	屈折誤差≦1.0 D(%)
OCT	104	0.35	−0.20±0.73	68.3	92.3
Barrett True K No History	104	0.42	−0.07±0.89	58.7	90.4
Wang-Koch-Maloney	84	0.51	−0.19±0.95	50.0	86.9
Shammas	104	0.48	−0.34±0.94	52.9	88.5
Haigis-L	104	0.39	−0.07±0.88	55.8	90.4
上記 5 式の平均	104	0.35	−0.17±0.77	66.3	94.2
OCT, Haigis-L, Barrett True K No History (3 式) の平均	104	0.31	−0.11±0.74	65.4	95.2

式の平均は屈折誤差，±0.5 D 以内，±1.0 D 以内の精度も高いことを示した(表 1)．

まとめ

LASIK 術後眼に対してさまざまな計算式が考案されているが，特殊な測定機器を必要とするものも多く，どの施設でも計算可能で精度が高いものとしては Barrett True K 式が期待される．ただし，ゴールドスタンダードの IOL 度数計算式はまだないため，複数の計算式を使用し，結果を

比較してIOL度数を決定する必要がある.また正常眼に比べて術後に屈折誤差が生じうることを十分に説明し理解を得ることがトラブル防止に重要である.

文 献

1) Haigis W : Intraocular lens calculation after refractive surgery for myopia : Haigis-L formula. J Cataract Refract Surg, **34** : 1658-1663, 2008.
2) Hoffer KJ : Intraocular lens power calculation after previous laser refractive surgery. J Cataract Refract Surg **35** : 759-765, 2009.
3) Seitz B, Langenbucher A, Nguyen NX, et al : Underestimation of intraocular lens power for cataract surgery after myopic photorefractive keratectomy. Ophthalmology, **106** : 693-702, 1999.
4) Aramberri J : Intraocular lens power calculation after corneal refractive surgery : double-K method. J Cataract Refract Surg, **29** : 2063-2068, 2003.
5) Koch DD, Wang L : Calculating IOL power in eyes that have had refractive surgery. J Cataract Refract Surg, **29** : 2039-2042, 2003.
6) Barrett GD : An improved universal theoretical formula for intraocular lens power prediction. J Cataract Refract Surg, **19** : 713-720, 1993.
7) Saiki M, Negishi K, Kato N, et al : Modified double-K method for intraocular lens power calculation after excimer laser corneal refractive surgery. J Cataract Refract Surg, **39** : 556-562, 2013.
8) Wang L, Hill WE, Koch DD : Evaluation of intraocular lens power prediction methods using the American Society of Cataract and Refractive Surgeons Post-Keratorefractive Intraocular Lens Power Calculator. J Cataract Refract Surg, **36** : 1466-1473, 2010.
9) Chen X, Yuan F, Wu L : Metaanalysis of intraocular lens power calculation after laser refractive surgery in myopic eyes. J Cataract Refract Surg, **42** : 163-170, 2016.
10) Abulafia A, Hill WE, Koch DD, et al : Accuracy of the Barrett True-K formula for intraocular lens power prediction after laser in situ keratomileusis or photorefractive keratectomy for myopia. J Cataract Refract Surg, **42** : 363-369, 2016.
11) Wang L, Tang M, Huang D, et al : Comparison of newer intraocular lens power calculation methods for eyes after corneal refractive surgery. Ophthalmology, **122** : 2443-2449, 2015.

外科系医師・看護師，必読の1冊！

創傷治癒
コンセンサスドキュメント
―手術手技から周術期管理まで―

編集　日本創傷治癒学会　ガイドライン委員会

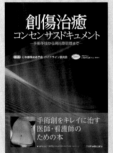

2016年4月発行　2色刷り　236頁　定価4,000円＋税

手術創をキレイに治すための"99のステートメント"について，創傷治癒コンセンサスドキュメント作成ワーキンググループにアンケートを実施しました．その詳細な結果とともに，**ステートメントにどの程度エビデンスがあるか，どの程度推奨できるか**，手術創をキレイに治すスペシャリストが解説！

ガイドラインを凌駕する手引書です！

手術創をキレイに治す医師と看護師のための本！

● ステートメント ●（一部抜粋）

ステートメント 1	欧米のガイドラインは必ずしも日本にはあてはまらない
ステートメント 6	術前は剃毛ではなく除毛がよい
ステートメント 14	術前の禁煙は，術後の創傷治癒遅延のリスクを減少する
ステートメント 19	頭部手術では，術前洗髪をすれば剃毛は必要ない
ステートメント 34	動脈閉塞のある人の下肢の壊死組織は，感染がなければ切除しない方がよい
ステートメント 35	歯牙による口唇貫通創は縫合閉鎖せず開放のまま治療する
ステートメント 36	腹腔内の結紮には吸収糸を用いる方がよい
ステートメント 38	食道再建における縫合不全の最大の原因は，血流障害である
ステートメント 39	消化管手術後のドレーン留置は感染のリスクを高める
ステートメント 43	閉創（表層縫合以外）には吸収糸を用いる方がよい
ステートメント 51	筋層縫合では，筋膜レイヤーを縫合する
ステートメント 61	術当日の抗菌薬投与は3時間毎が推奨されている
ステートメント 64	浸出液が出ていないことが確認できれば，ガーゼ（ドレッシング）交換は不要である
ステートメント 66	ドレーン刺入部の皮膚消毒は不要である
ステートメント 69	体腔内に閉鎖式ドレーンを挿入中であってもシャワー浴は可能である
ステートメント 73	清潔創・汚染創・感染創を問わず，創傷は消毒しない方がよい
ステートメント 86	術後第3病日以降の被覆材は不要である
ステートメント 87	縫合糸膿瘍は，縫合糸を除去すべきである
ステートメント 97	術直前のグロブリン製剤の投与は，創感染の予防効果がある

（株）全日本病院出版会

〒113-0033　東京都文京区本郷 3-16-4
TEL：03-5689-5989　FAX：03-5689-8030
http://www.zenniti.com

特集/これでわかる眼内レンズ度数決定のコツ

角膜屈折力からみた IOL 度数計算のコツ：円錐角膜（Steep な場合）

小島隆司[*]

Key Words: 円錐角膜 (keratoconus), 眼内レンズ度数計算 (intraocular lens power calculation), 高角膜屈折力 (high corneal refractive power)

Abstract: 円錐角膜は多様な角膜形状を呈し, 不正乱視によって, 角膜屈折力の測定誤差が生じることで IOL 度数計算誤差が生じやすい. 一般的に Amsler Krumeich 分類の stage 1 では, 通常通りの計算方法で問題ないことが多い. Stage 2 以上になると角膜屈折力の測定誤差が IOL 度数計算に影響することが多い. 一般的には円錐角膜では角膜屈折力を過大評価することで, 遠視化することが多い. 現在のところ確実な IOL 度数計算方法はないが, 角膜トポグラフィーの中心リングの屈折力を用いる方法（リング 3）や前眼部 OCT などの角膜全屈折力を用いる方法などが有効である. Stage 3 以上になると, 術後ハードコンタクトレンズ (HCL) を使用する場合も多くなり, IOL 計算誤差は HCL によって矯正可能となるため, ある程度の近視に狙いを設定し HCL を合わせやすい状況に持ち込むのが望ましい.

円錐角膜の特徴

まず, 円錐角膜眼における眼内レンズ度数計算を知るためには, 円錐角膜という病気そのものを十分に理解する必要がある.

円錐角膜は 10～20 歳代に発症することが多い, 角膜脆弱性疾患である. 徐々に進行すると角膜が非薄化しながら前方突出し, 角膜不正乱視を呈する. 角膜トポグラフィーやトモグラフィーでは, 上下非対称性に下方が突出した角膜形状が確認できる. 非炎症性疾患とされるが, 涙液中や角膜における蛋白分解酵素（マトリックスメタロプロテアーゼ）の発現亢進を認める報告[1]もあり, 詳細なメカニズムはわかっていない. 組織学的には, ボーマン膜の断裂, 角膜実質のコラーゲン線維の配列の乱れ, 変性を認める.

円錐角膜の角膜は上記のようにコラーゲン異常を呈し, 角膜の生体力学特性の低下を認める. このことは白内障手術による惹起乱視に影響を及ぼす可能性がある. また進行性の側面をもち, 術後の屈折変化が起こりうる可能性にも留意する必要がある.

円錐角膜で IOL 度数計算に誤差が生じる原因

円錐角膜では, いくつかの原因により眼内レンズ度数計算誤差を生じる. 一般的に眼内レンズ度数計算の誤差の原因として, 眼軸長や角膜屈折力などの生体計測値の測定誤差と, 眼内レンズ計算式そのものの誤差がある.

1. 生体計測値の誤差による測定誤差

円錐角膜で最も問題となる生体計測値は角膜屈折力である. 一般的に角膜不正乱視症例は, その角膜屈折力の測定誤差から白内障手術の際に IOL 計算の誤差が生じやすいことが知られているが, 円錐角膜も同様である. 円錐角膜で角膜屈折力に誤差が生じる原因は, 大きく分けて 2 つあ

---

[*] Takashi KOJIMA, 〒160-8582 東京都新宿区信濃町 35 慶應義塾大学眼科学教室, 特任准教授

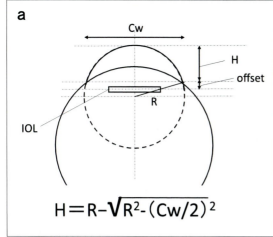 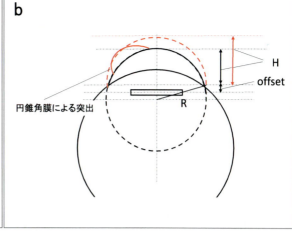

図1. SRK/T式におけるスティープな角膜が術後予測前房深度に与える影響
a：術後予測眼内レンズ位置は前房深度Hとoffset（眼内レンズによって固有の値）で決まるが，Hは角膜径が一定であればスティープな角膜では大きくなり，フラットな角膜では小さくなる．
b：円錐角膜の場合は角膜に局所的なスティープな領域（赤実線）が存在するため，角膜全体がスティープであると見積もられた結果（赤点線），Hが長く計算され，その結果，術後眼内レンズ位置予測が過大評価される．

る．第一に，一般的にケラトメータは角膜の中心から少し離れた位置（2～3 mm付近）の屈折力から中心角膜の屈折力を算出しているが，円錐角膜の場合は角膜のスティープな領域が角膜中心より下方にある場合が多く，角膜中心部の屈折力は最もスティープな場所と比較して小さいことがほとんどである．このため，多くの症例では検査で得られる角膜屈折力は過大評価されている．角膜屈折力が過大評価されると，眼内レンズ度数は小さく見積もられ，この要素は術後屈折を遠視化させる要因になる．

2つめとして角膜前後面比率の問題がある．一般的に角膜後面の曲率半径は前面に比して1.2 mm小さいとされるが[2]，円錐角膜の場合は，角膜前面に比して角膜後面の突出が強く，角膜前面のみから換算屈折率を用いて算出される全角膜屈折力は過大評価されてしまう．この場合も術後屈折は遠視化する要因となる．

また，乱視に関しては生体力学特性が低下した角膜では惹起乱視が予測不能になることがある．

正常角膜の場合，角膜中心部の屈折力はほぼ一定なので問題とならないが，円錐角膜眼の場合，角膜中心部においても場所によって大きく異なることが多く，視軸が角膜のどこを通っているかによって，眼内レンズ度数計算に影響する角膜屈折力が異なるが，実際はそれを正確に評価する方法がないのが現状である．

2．眼内レンズ計算式の誤差によるIOL度数計算誤差

円錐角膜眼では角膜屈折力が局所的に非常に強いHigh Kである場合が多い．一般的に眼内レンズ度数計算では，術後の前房深度を予測して計算が行われる．その際に術前の角膜屈折力が用いられるSRK/T式などの理論式では，図1のように角膜屈折力からピタゴラスの定理を用いて前房深度を算出している．円錐角膜の場合，典型例では図1に示したように角膜周辺部は正常の曲率半径であるにもかかわらず，角膜下方に局所的に非常にスティープな領域があることにより，術後前房深度（effective lens position）が実際よりも深く計算される．術後前房深度が深く見積もられると，眼内レンズのパワーは本来よりも強く計算され，これによって術後屈折は近視化の誤差が生じる．

図2に円錐角膜眼において眼内レンズ度数計算誤差が生じる原因についてまとめた．

術後屈折誤差を最小限にするポイント

①まず，円錐角膜の程度を把握する．Amsler

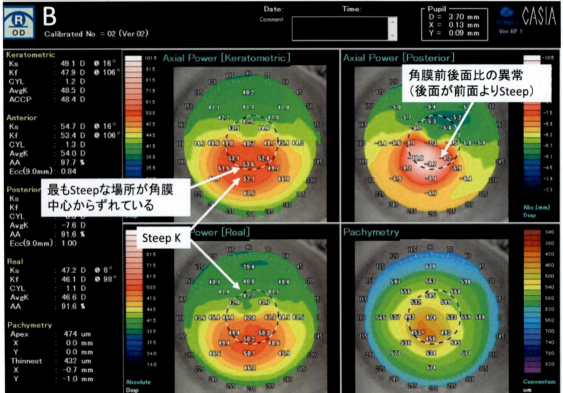

図2.
円錐角膜における眼内レンズ度数計算誤差の原因
Aにその原因とその結果を示した.Bは典型的な円錐角膜眼の前眼部OCT所見および眼内レンズ度数計算誤差の原因を示した.

Krumeich分類[3](表1)に基づいて程度分類した場合,stage 1の場合は通常通り,オートケラトメータや光学式眼軸長測定装置で測定される角膜屈折力を用いても大きな誤差は生じない.Stage 2以降は,以下で述べるように角膜屈折力を補正したほうがIOL計算誤差を生じにくい.
②理論的にはSRK/T式では上記の誤差が生じる可能性があるため,Haigis式など角膜屈折力によらない前房深度予測を用いたIOL度数計算式も考慮が必要であるが,現時点でどの計算式が最も屈折誤差が小さいかは明確なエビデンスはないため,現実的には複数の計算式で計算し症例毎に検討するのが最善の方法である.
③角膜中心部の屈折力をより反映させるため,角膜トポグラフィーで3番目のリング(リング3)の屈折力を用いる[4].また,角膜中心部の平均屈折

表 1. Amsler Krumeich 分類

Stage	所見
Stage 1	近視, 乱視<5 D 角膜屈折力<48 D 瘢痕なし
Stage 2	近視, 乱視 5~8 D 角膜屈折力<53 D 角膜厚>400 μm 瘢痕なし
Stage 3	近視, 乱視 8~10 D 角膜屈折力>53 D 角膜厚 200~400 μm 瘢痕なし
Stage 4	屈折測定不能 角膜屈折力>55 D 角膜厚<200 μm 角膜に瘢痕あり

力(average central corneal power : ACCP)を用いるのもよい.

④円錐角膜の軽症例では光学式眼内寸法測定装置やオートケラトメータの値で問題ないが,中等~重症例では角膜前面のみからではなく,後面も考慮した屈折力を用いる.前眼部 OCT の CASIA2 (TOMEY 社)の Real power,もしくはシャインプルーフカメラの Pentacam で測定される total corneal refractive power など全角膜屈折力の実測値を用いるのがよい.

ただし,そもそも眼内レンズ度数計算式が全角膜屈折力を用いるように最適化されておらず,全角膜屈折力は角膜前面形状のみから換算屈折率を用いて計算された角膜屈折力に比較して小さいため,Kamiya らの報告[5]にあるように若干近視化方向に IOL 度数計算誤差が生じうる.

⑤ときに患者は 30 年,40 年以上も HCL を使用している場合がある.HCL を長期間装用していた場合は,その影響を除くため最低でも 3 週間休止期間を設け,術前検査を行う.特に患者が術後の裸眼視力にこだわりが強い場合や,トーリック眼内レンズを挿入しようという場合は必ず行ったほうがいい.術後屈折誤差を減らすためだけでなく,場合によっては休止することで本来の角膜不正乱視が顕在化し,トーリック眼内レンズが適応でなくなり,術後眼鏡での矯正は難しいという判断になることもある.

⑥角膜中心部への影響を少なくするために,できるだけ小切開での強角膜切開が望ましい.これは術後の眼内炎予防にもつながる.

長期の屈折変化も考えた白内障手術の計画

円錐角膜の症例ではアトピー性皮膚炎を合併していることも多く,眼瞼の掻爬など機械的刺激によって白内障が発症している可能性がある.このような症例では今後の円錐角膜の進行の可能性もあり,そうなると眼内レンズ度数計算も手術時点では正確であっても,手術後ずれが生じる可能性もある.

このように進行が疑わしい,若年齢の白内障症例では,術前に円錐角膜の進行の可能性について患者に詳しく説明し,症例進行により度数ずれが生じる可能性,術後も定期的なチェックが必要であることを話しておく必要がある.眼瞼に対する機械的刺激を避けるため,皮膚科医との連携も必要である.

また最近では,角膜クロスリンキングで多くの症例の進行を抑制することが可能になっているため,進行しても角膜クロスリンキング治療により度数ずれの危険性を最小限にとどめることができる可能性を話し,術後も長期的にフォローアップしていく必要があると思われる.

眼内レンズ選択方法

白内障手術の際,通常は単焦点眼内レンズか,多焦点眼内レンズかを選択するが,円錐角膜は不正乱視があるため,基本的に多焦点眼内レンズは適応外である.

次にターゲットの決め方であるが,長年 HCL を使用されていた患者は,HCL の上から老眼鏡を使用していることも多く,正視狙いを希望されることがある.これまでの報告でも,円錐角膜の stage が上がるにつれて大きく遠視ずれを起こすことが報告されているため[4],特に stage 3 以上ではある程度の遠視ずれを加味して近視にターゲットを設定したほうが無難である.

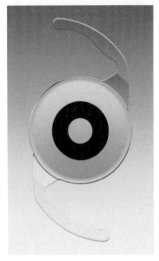

図 3. ピンホール眼内レンズ
（IC-8, AcuFocus 社）

また，術後に HCL 使用が予想される場合は，正視狙いにすると，HCL をのせた際に，HCL そのものの作用で角膜の強い屈折力が矯正されるため，強い遠視度数の HCL を処方しなくてはいけない局面が生じる．HCL のフィッティング理論からも，遠視度数の HCL は安定性が悪く，レンズメーカーによっては作成範囲が限られていることもあるため注意が必要である．筆者はこのようなケースは，無理して正視狙いにせず，近視を狙っていくことが多い．

最後にトーリック眼内レンズであるが，選択にあたっては 3 つの条件を考えている．1 つは，術後 HCL を使用しなくてすむ状態である．すなわち円錐角膜が軽度である必要がある．第二にフーリエ解析し正乱視成分が 2 D 以上ある場合は適応としている．第 3 に裸眼視力をできるだけ向上したい場合に適応としている．近視狙いの際は，普段眼鏡をかけるので，あえてリスクをとらずノントーリック眼内レンズのほうが無難なことも多い．

円錐角膜患者では，多焦点眼内レンズは不適応と前述したが，新しい眼内レンズとして，ピンホール眼内レンズが注目されている（図 3）．これは文字どおり，眼内レンズに黒色のシートが挿入されており，ピンホール効果により焦点深度を深くする効果をもつ．また，ピンホール眼内レンズは不正乱視の影響を低減する効果があり[6]，円錐角膜には適すると思われる．また，焦点深度の点から多少の屈折誤差にも耐えうる性質があり，IOL 計算誤差の点でも有利である．しかし，網膜照度が低下しコントラスト感度が低下する可能性があり，両眼挿入や緑内障など他疾患の合併例は難しく適応を慎重に見極める必要があると思われる．

症例

症例 1：76 歳，女性．両眼の視力低下を訴えて来院．術前視力は右 0.02（0.4×S−6.50 D C−1.50 Ax110），左 0.06p（0.2×S−6.00 D）であった．HCL を装用した．平均角膜屈折力は右 48.34 D，左は 45.75 D，眼軸長は右 25.81 mm，左 25.86 mm であった．両眼ともに皮質白内障を認め，白内障手術を希望された．HCL を装用した状態での検査であったため，3 週間 HCL を中止してもらい，再検査を行った．その際の術前の角膜トポグラフィー（TMS4, TOMEY）を図 4 に示す．この時点で平均角膜屈折力は初診時に比較して右 0.8 D，左 0.9 D のスティープ化を認めた．

角膜トポグラフィーの所見では右 stage 2，左 stage 1 の円錐角膜であり，患者は HCL での矯正期間が非常に長く，老眼鏡も HCL 上から装用していた．このことより，ターゲットは正視とした．角膜トポグラフィーでは右 2.56 D，左 1.39 D とある程度の乱視を認めたが，非対称性が強いことや術後 HCL を装用する可能性も考慮し，ノントーリック眼内レンズを選択した．両眼ともに SRK/T 式を用い，K 値はリング 3，IOL マスターの K 値，前眼部 OCT における中心 3 mm の平均屈折力がほぼ同じ度数を示したため，遠視化しないように総合的に判断し，右 AN-6KA 9.0 D，左 AN-6KA 11.5 D を正視狙いで挿入した．術後 3 か月時点の自覚屈折および視力は右（0.7×IOL）（0.8×S+0.75 D C−1.00 D Ax90），左（1.0×IOL）（n.c）であった．右眼は若干乱視が残る結果となったが，眼内レンズ度数計算誤差も小さく患者満足度も高かった．

症例 2：60 歳，女性．両眼の視力低下，夜間の

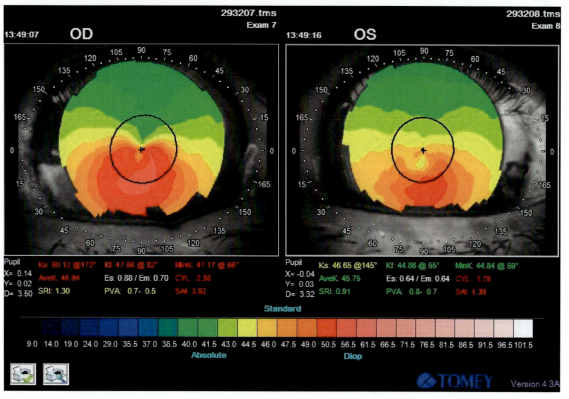

図 4. 症例 1：白内障術前の角膜トポグラフィー所見

信号などが 2 重に見えると訴えて来院．初診時矯正視力は右 1.0 (S-11.0 D C-2.0 D Ax50)，左 1.0 (S-9.5 D C-2.5 D Ax145) であった．普段はソフトコンタクトレンズ（乱視なし）を使用されていた．細隙灯顕微鏡検査にて，両眼の核白内障を認め，持参の眼鏡も両眼ともに-8 D 程度であったため，症状は核白内障によるものと思われた．角膜トポグラフィーおよび前眼部 OCT (CASIA，図 5) にて両眼の円錐角膜を認めた．矯正視力は良好であったが，患者の夜間視の訴えが強く手術を希望されたため，白内障手術が予定された．前眼部 OCT による角膜屈折力は右 47.7 D，左 48.5 D であった．元々 HCL は使用していなかったこと，術前の視力検査で乱視矯正したほうが自覚視力が良かったため，両眼トーリック眼内レンズを選択した．眼軸長は光学式眼軸長測定装置 (OA-2000) にて計測し右 26.68 mm 左 26.0 mm であった．SRK/T 式にてターゲット-2.5 D で眼内レンズ度数を選択した．トーリック眼内レンズの乱視度数の計算には，前眼部 OCT (CASIA) の角膜全屈折力 Real を用いた．右 ZCT 150+12.0 D，左 ZCT 300+13.0 D を挿入した，術後 3 か月時点の矯正視力は右 1.2 (S-3.0 D C-1.25 D A75)，左 1.5 (S-4.25 D) であった．

この症例では SRK/T 式，OA-2000 の K 値を使用したが，右眼の屈折誤差は-0.885 D と予想より近視化した．Haigis 式および Barrett Universal II 式を使用した場合の屈折誤差はそれぞれ 0.935 D，0.675 D と予想より遠視化していた．左眼は SRK/T 式，Haigis 式，Barrett Universal II 式の屈折誤差はそれぞれ-1.69 D，0.38 D，-0.01 D と SRK/T 式で大きく近視化し Barrett Universal II 式がより精度が高かった．

最後に

円錐角膜患者にとって白内障手術は，裸眼視力の向上や，不同視の解消，乱視の軽減など quality of vision の面でメリットが大きい手術である．しかし，上述したように円錐角膜の進行度が上がると，眼内レンズ度数計算の精度は低くなり，また裸眼視力も不良となる．円錐角膜の手術の際には上述したポイントを押さえ，誤差が生じても困

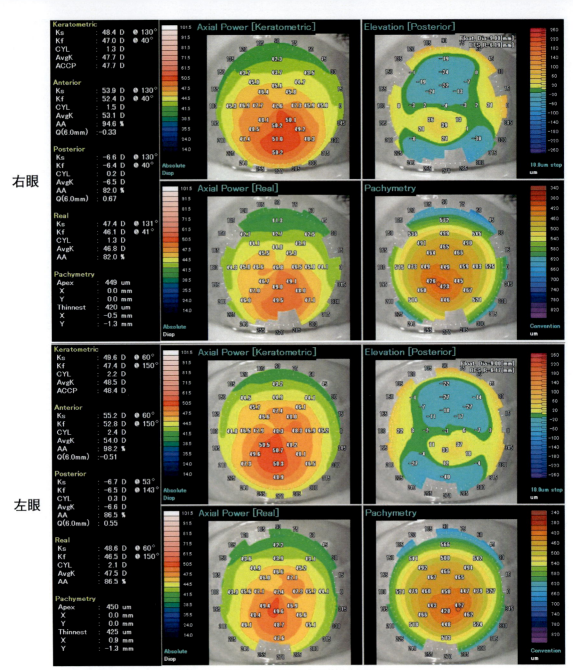

図 5. 症例 2：白内障術前の前眼部 OCT 所見

らないように手術を計画していくのが望ましい．また患者への説明も非常に重要で，手術前から円錐角膜における眼内レンズ度数計算の問題点について話しておくべきである．

文献

1) Khaled ML, Helwa I, Drewry M : Molecular and Histopathological Changes Associated with Keratoconus. Biomed Res Int, 2017 : **2017** : 7803029.
2) Cua IY, Qazi MA, Lee SF, et al : Intraocular lens calculations in patients with corneal scarring and irregular astigmatism. J Cataract Refract Surg, **29** : 1352-1357, 2003.
3) Amsler M : Kerotocone classique et keratocone fruste : arguments unitaires. Ophthalmologica, **111** : 96-101, 1946.
4) 林　研：特殊角膜における眼内レンズ度数決定

1. 円錐角膜,角膜移植後. あたらしい眼科, **30**(5):593-599, 2013.

5) Kamiya K, Iijima K, Nobuyuki S, et al:Predictability of Intraocular Lens Power Calculation for Cataract with Keratoconus:A Multicenter Study. Sci Rep, **8**(1):1312, 2018.

Summary 円錐角膜では,白内障術後屈折誤差が狙いよりも遠視化しやすい.

6) Muñoz G, Rohrweck S, Sakla HF, et al:Pinhole iris-fixated intraocular lens for dysphotopsia and photophobia. J Cataract Refract Surg, **41**(3):487-491, 2015.

特集/これでわかる眼内レンズ度数決定のコツ

前房深度からみた IOL 度数計算のコツ

松崎有修[*1] 太田俊彦[*2]

Key Words: 前房深度 (anterior chamber depth), 毛様溝固定 (ciliary sulcus fixation), 眼内レンズ optic capture (intraocular lens optic capture), 強膜内固定 (intrascleral fixation), 屈折誤差 (refractive error), 眼内レンズ度数補正 (adjusting intraocular lens power)

Abstract: 白内障手術において眼内レンズ (IOL) を挿入する際に、通常の嚢内固定以外に毛様溝固定 (嚢外固定)、毛様溝縫着、強膜内固定などの術式を選択する場合がある。これらの術式では、一般の計算式が前提としている前房深度よりも IOL が前方に固定され、屈折計算値よりも近視化する。したがって、これらの手術を行う場合には IOL の度数補正を行う必要がある。毛様溝固定の場合、IOL の位置は嚢内固定と比較して約 0.75 mm 前方に位置するため、標準眼軸長眼では嚢内固定の度数より 1.0 D 減じて度数補正を行う。IOL 位置による度数補正とともに眼軸長や IOL 度数に応じた補正も必要となる。IOL optic capture では IOL 支持部は毛様溝固定であるが IOL 光学部は嚢内となるために補正は不要である。毛様溝縫着眼の IOL 位置は基本的に毛様溝固定眼と同様であり、毛様溝固定に準じた度数補正を行う。強膜内固定眼の IOL 位置は術式により異なるために、それぞれの術式に適した IOL 度数補正量を知る必要がある。

はじめに

近年の小切開白内障手術において、眼内レンズ (IOL) が嚢内固定された場合の術後の屈折度数は非常に精度の高いものとなっている。しかし、術中破嚢した場合やチン小体断裂または無水晶体眼における二次挿入においては、IOL を毛様溝固定 (嚢外固定) や毛様溝への縫着、最近登場した強膜内固定などの術式で眼内に固定する必要が生じる。その場合は、一般の計算式が前提としている前房深度よりも IOL が前方に位置されることにより、屈折計算値よりも近視化する。そのため、IOL 度数決定の際に前房深度を考慮して度数補正を行う必要がある。

本稿では前房深度により固定位置の異なる場合における IOL 度数決定のコツに関して解説する。

IOL 位置と屈折値との関係

毛様溝固定 (図 1-b) では嚢内固定 (図 1-a) よりも術後屈折値が術前予測値と比較して近視化すること、IOL 位置の屈折値に対する影響は標準眼軸長眼に比較して短眼軸長眼ではより大きく長眼軸長眼ではより少ないことが知られている[1)~4)]。禰津[5)]は、光線追跡法シミュレーションにより、IOL が 1 mm 前方へ移動すると、標準眼軸長眼では 1.39 D、短眼軸長眼では 2.04 D、長眼軸長眼では 0.37 D 近視化すると報告している。野田ら[6)]は、光学シミュレーションモデルを用いて、IOL の位置変化に伴う屈折変化量の違いを挿入する IOL の度数ごとに求めた実験を行い、IOL の位置変化量が同じでも、挿入する IOL 度数により生じる

[*1] Yusuke MATSUZAKI, 〒410-2295 伊豆の国市長岡 1129 順天堂大学医学部附属静岡病院眼科
[*2] Toshihiko OHTA, 同、教授

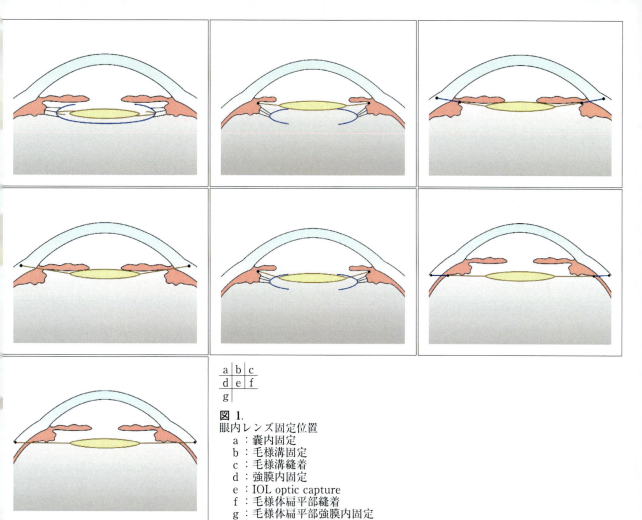

図 1.
眼内レンズ固定位置
　a：囊内固定
　b：毛様溝固定
　c：毛様溝縫着
　d：強膜内固定
　e：IOL optic capture
　f：毛様体扁平部縫着
　g：毛様体扁平部強膜内固定

屈折度数の変化が若干異なること，これらの相違は主に眼軸長の変化に伴って生じ，角膜曲率の変化は屈折値の変化にはあまり影響しないことを報告している（図2，表1）．そのため，毛様溝固定，毛様溝縫着（図1-c），強膜内固定（図1-d）を行う際には，IOLの位置変化，IOL度数および眼軸長に留意して挿入するIOLの度数補正を行う必要がある．

囊内固定と毛様溝固定のIOL位置変化量

　囊内固定と毛様溝固定のIOL位置変化量については，Hayashiら[7]はSheimpflugカメラによる光学測定で平均0.73 mm，Sutoら[8]は超音波測定で平均0.75 mm，Shammas[9]は0.50～0.75 mmと報告している．

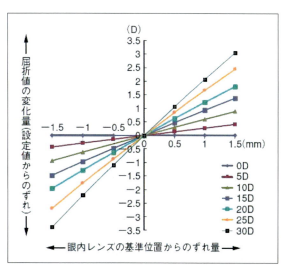

図 2. 眼内レンズの位置ずれに伴う屈折変化量の挿入眼内レンズ度数による違い（光学シミュレーションモデル）（文献6より引用）

表 1. IOL の位置ずれに伴う屈折変化量(D)

IOL の標準位置からの移動量	IOL 度数						
	0D	5D	10D	15D	20D	25D	30D
1.00 mm	0	0.28	0.61	0.95	1.26	1.72	2.14
0.75 mm	0	0.21	0.46	0.71	0.94	1.29	1.61

光学シミュレーションモデルによる.

(文献 6 より引用)

表 2. 毛様溝固定の場合の IOL 度数補正(D)

IOL 度数	0D	5D	10D	15D	20D	25D	30D
調整度数	0	0.3	0.6	0.9	1.3	1.7	2.1
推奨度数	0	4.7	9.4	14.1	18.7	23.3	27.9

光学シミュレーションモデルによる.

(文献 6 より引用)

毛様溝固定と IOL 度数補正量

嚢内固定を前提に計算された度数の IOL を毛様溝固定に変更する場合の補正量に関しては,臨床例での検討をもとに種々の報告が行われている. Hayashi ら[7]は,毛様溝縫着 52 眼,毛様溝固定 51 眼,嚢内固定 50 眼の 3 群の術後の前房深度と屈折誤差(等価球面度数誤差)について検討を行い,前房深度では毛様溝縫着 3.59±0.45 mm,毛様溝固定 3.54±0.48 mm,嚢内固定 4.27±0.25 mm で有意に毛様溝縫着,毛様溝固定で浅かった. すなわち,毛様溝固定と嚢内固定の前房深度の差は平均 0.73 mm であった. 屈折誤差では毛様溝縫着 −0.65±1.11 D,毛様溝固定 −0.39±0.71 D,嚢内固定 0.08±0.54 D で有意に毛様溝縫着と嚢外固定で著明な近視化を認めた. 毛様溝固定と嚢内固定の術後屈折誤差は 0.47 D であり,毛様溝固定の場合は計算値から IOL 度数を 0.5 D 減じることを推奨している. Suto ら[8]は,毛様溝固定 30 眼をレトロスペクティブに検討して,毛様溝固定眼は嚢内固定眼と比較して −0.78±0.47 D の著明な近視化を認め,屈折誤差は 1.11±0.67 D であり,16 眼におけるプロスペクティブの検討の結果からも補正量は 1.0 D 減じることを推奨している. 西田ら[10]は毛様溝縫着 49 眼の術後屈折誤差について検討を行い,嚢内固定の予想屈折値と比較して −0.56〜−0.80 D の近視化を認めたと報告している. そして,術後の近視化を考慮した IOL の度数選択を推奨している.

Shammas[9] も 1.0 D 減じることを推奨しており,長眼軸長眼では補正量を少なく減じること,短眼軸長眼では多く減じることを報告している. また,野田ら[6]も光学シミュレーションモデルによる検討結果と既報との検討結果から,補正度数を 1.0 D 減じたうえでさらに眼軸長を考慮した補正を行うことを推奨している(表 2).

IOL optic capture と IOL 度数補正量

IOL optic capture は Gimbel ら[11]が報告した毛様溝固定の変法であり,IOL 支持部を毛様溝に固定し,光学部を嚢内(または後嚢下)に固定する方法である(図 1-e). 施行可能な条件として,連続円形切開(CCC)(または posterior CCC)の径が IOL 光学部よりも小さいことが挙げられる. しかし,施行可能であれば,IOL 光学部が嚢内固定と同様な位置となるため,通常の毛様溝固定と同様な度数補正は必要ないものと考えられている[12]. 本法は他に IOL の眼内での良好な固定,IOL 偏心予防,前嚢収縮予防,前房への硝子体脱出予防など種々の利点を有している.

強膜内固定と IOL 度数補正量

強膜内固定は最近登場した新しい IOL 二次挿入術であり,約 30 年の歴史を有する毛様溝縫着と比較して不明な点が少なくない[13]. 挿入 IOL の度数補正に関する報告もほとんどなく,各施設がそれぞれの術式を用いて手術を行い,当然補正量も異なり,それぞれの基準で行っているのが現状である. 術式に関しては,鑷子法と注射針法の 2 つに大別され,鑷子法は glued IOL technique[14]や Y-fixation technique[15],その改変型の T-fixation technique[16],注射針法は double needle technique[17]や flanged fixation[18]などがある. また,術式の違いにより IOL の眼内での固定位置

表 3. 嚢内固定より毛様溝固定へのスライディングスケール

嚢内挿入予定 IOL 度数(D)	減ずる度数の目安(D)
10>	0
10≦<15	0.5
15≦<20	1.0
20≦<25	1.5
25≦	2.0

(文献 20 より引用)

は異なる. 鑷子法では IOL 支持部は毛様溝を経由して眼外へ抜き出されるため, IOL の眼内での固定位置は毛様溝縫着と同様と考えられる. しかし, double needle technique や flanged fixation は, 輪部から 2 mm の位置より 30 G 針先端が強膜内を斜めに貫通して眼内の出口に至るため, 出口は毛様溝か毛様体扁平部かは不明である. 長田ら[19]は double needle technique を施行した 16 眼の術後屈折誤差について検討を行い, 嚢内固定と同度数の IOL を挿入し, A モードを用いた場合は, 等価球面度数の実測値で $-0.38±0.68$ D ($-2.54 \sim 1.04$ D), 屈折誤差の絶対値の平均は $0.63±0.37$ D であり, IOL マスターを用いた場合は等価球面度数の実測値で $-0.19±0.58$ D ($-1.96 \sim 0.54$ D), その絶対値の平均は $0.78±0.79$ D であったと報告している. すなわち, 本検討における double needle technique の屈折誤差は毛様溝固定の度数ずれと同様であった. 当院では鑷子法の 1 つである T-fixation technique を用いて強膜内固定を行っており, 毛様溝固定と同様に IOL 度数補正を行っている. 補正量は, Suto[20]の報告したスライディングスケールを用いて, 挿入 IOL 度数に眼軸長も考慮して補正度数を決定している(表 3). 筆者らは, 当院で強膜内固定を施行した 20 例 20 眼の予測屈折値と術後等価球面度数との術後屈折誤差について検討を行った. その結果は, 等価球面度数で $0.20±0.49$ D であり, 屈折誤差の絶対値の平均は $0.39±0.31$ であった(図 3). 症例による多少のばらつきはあるものの, 術後屈折誤差は平均 0.45 D 以内であり良好な結果を得ることができた.

毛様体扁平部縫着と毛様体扁平部強膜内固定

縫着および強膜内固定において, 毛様溝ではなく毛様体扁平部での固定を選択する方法もある(図 1-f, g). 樋口ら[21]は, 毛様体扁平部縫着 5 眼, 毛様溝縫着 5 眼, 嚢内固定 7 眼の術後成績について検討を行い, 術後屈折誤差の絶対値の平均は, 扁平群が 0.63 D で, 毛様溝群の 2.06 D に比べて有意に少なく, かつ嚢内固定群 0.49 D と同様であったことを報告している. また, 扁平部縫着の利点として, 扁平部は大虹彩動脈輪と距離があり出血の危険性が少ないこと, 水晶体の生理的な位置と同様で屈折誤差が少ないこと, 虹彩への IOL の接触が少ないこと, 虹彩捕獲などの合併症も少ないことなどを挙げている. しかし, 扁平部縫着では, IOL の全長は 17 mm まで伸展されるために現在我が国で販売されている IOL では対応が

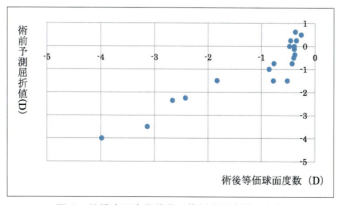

図 3. 強膜内固定術前後の等価球面度数の変化

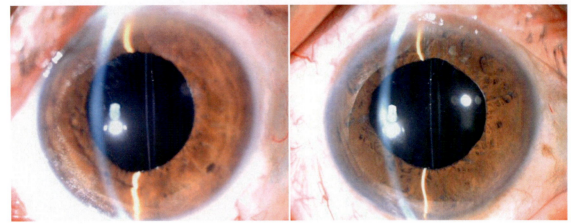

図 4. 強膜内固定の固定位置による前房深度の違い　a｜b
　a：毛様体扁平部強膜内固定．IOL 位置は深い．
　b：毛様溝強膜内固定．IOL 位置は浅い．

困難であること[22]，毛様溝は溝状で IOL 支持部の固定は良好であるが扁平部は面状で固定が不安定なため IOL 傾斜の危険性，縫着糸の経年劣化により IOL が眼内に落下する危険性，扁平部の硝子体を十分に郭清しないと術後に網膜剝離を発症する危険性などの問題点がある．筆者らは，毛様体扁平部強膜内固定（pars plana T-fixation technique）20 眼，毛様溝強膜内固定 20 眼，囊内固定 20 眼の術後成績について検討を行い，扁平部強膜内固定眼の IOL 位置は毛様溝強膜内固定眼と比較して深く（図 4），囊内固定眼と同様であり，術後屈折誤差の絶対値の平均においても扁平部群の 0.43±0.31 D と囊内固定群の 0.34±0.16 D との間に有意差を認めなかった．また，硝子体出血や虹彩捕獲などの合併症も認めなかった（図 1-g）．

おわりに

IOL 挿入に際しては，IOL の固定位置により IOL 度数の補正を行う必要があり，毛様溝固定では囊内固定を行う場合の度数から 1.0 D 減じた度数を選択することが推奨される．また，長眼軸長眼および短眼軸長眼においてはさらなる補正が必要となる．白内障手術は以前の開眼手術から屈折矯正手術へと変貌を遂げ，最近の多焦点 IOL などプレミアム IOL の登場により，IOL 度数計算の精度向上の重要性はさらに増している．これからもさらなる精度向上を目指して，術式の発展とともに検討を行う必要があると考える．

文　献

1) Hoffer KJ：Intraocular lens calculation：the problem of the short eye. Ophthalmic Surg, **12**：269-272, 1981.
2) Hoffer KJ：The Hoffer Q formula：a comparison of theoretic and regression formulas. J Cataract Refract Surg, **19**：700-712, 1993.
3) Olsen T：Sources of error in intraocular lens power calculation. J Cataract Refract Surg, **18**：125-129, 1992.
4) Lee KM, Lee EJ, Wee WR：Myopic change of foldable acrylic intraocular lenses after sulcus fixation. Br J Ophthalmol, **96**：1316-1318, 2012.
5) 禰津直久：眼内レンズ度数計算　すぐに役立つ眼科診療の知識．白内障，金原出版，pp. 32-35, 2006.
6) 野田　徹，大沼一彦：固定位置による度数決定の違い．臨眼，**64**：107-112，2010.
7) Hayashi K, Hayashi H, Nakao F, et al：Intraocular lens tilt and decentration, anterior chamber depth, and refractive error after trans-scleral suture fixation surgery. Ophthalmology, **106**：872-882, 1999.
8) Suto C, Hori S, Fukuyama E, et al：Adjusting intraocular lens power for sulcus fixation. J Cataract Refract Surg, **29**：1913-1917, 2003.
9) Shammas HJ：Intraocular lens power Calculations. Slack Inc, Thorofare, pp. 199-209, 2003.
10) 西田奈央，後藤憲仁，松島博之：小切開眼内レンズ縫着術後成績の検討．臨眼，**69**：1013-1016, 2015.
11) Gimbel HV, DeBroff BM：Intraocular lens optic capture. J Cataract Refract Surg, **30**：200-206, 2004.

12) Miller EA, Allen D, Steel D：Effect of anterior capsulorhexis optic capture of a sulcus-fixated intraocular lens on refractive outcoms. J Cataract Refract Surg, **39**：841-844, 2013.
13) Gabor SGB, Pavilidis MM：Sutureless intrascleral posterior chamber intraocular lens fixation. J Cataract Refract Surg, **33**：1851-1854, 2007.
14) Agarwal A, Kumar DA, Jacob S, et al：Fibrin glue-assisted sutureless posterior chamber intraocular lens implantation in eyes with deficient posterior capsules. J Cataract Refract Surg, **34**：1433-1438, 2008.
15) Ohta T, Toshida H, Murakami A：Simplified and safe method of sutureless intrascleral posterior chamber intraocular lens fixation：Y-fixation technique. J Cataract Refract Surg, **40**：2-7, 2014.
16) 太田俊彦：眼内レンズ強膜内固定術．臨眼，**68**：1682-1690, 2014.
17) Yamane S, Inoue M, Arakawa A, et al：Sutureless 27-G needle-guided intrascleral intraocular lens implantation with lamellar scleral dissction. Ophthalmology, **121**：61-66, 2014.
18) Yamane S, Sato S, Maruyama-inoue M, et al：Flanged intrascleral intraocular lens fixation with double-needle technique. Ophthalmology, **124**：1136-1142, 2017.
19) 長田美帆子，藤川正人，川村　肇：眼内レンズ強膜内固定術における術後屈折値の検討．眼科，**59**：289-294, 2017.
20) Suto C：Sliding scale of IOL power for sulcus fixation using computer simulation. J Cataract Refract Surg, **30**：2452-2454, 2004.
21) 樋口亮太郎，門之園一明，内尾栄一ほか：眼内レンズ毛様体扁平部縫着術の試み．臨眼，**52**：799-802, 1998.
22) Teichmann KD：Pars Plana fixation of posterior chamber intraocular lenses. Ophthalmic Surg, **25**：549-553, 1994.

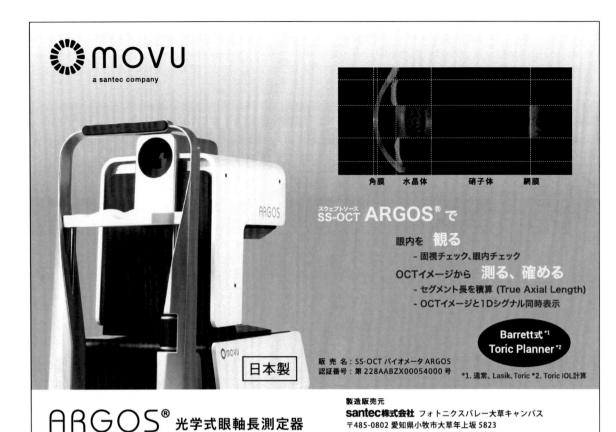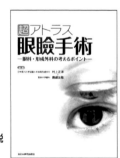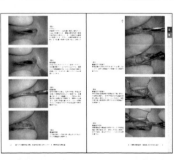

特集／これでわかる眼内レンズ度数決定のコツ

緑内障手術や硝子体手術からみたIOL度数計算のコツ

舘　奈保子[*]

Key Words: 網膜硝子体手術 (vitreoretinal surgery), 緑内障手術 (glaucoma surgery), 眼内レンズ (intraocular lens), 光学的眼軸長測定 (optical biometry of axial length), 光干渉断層計 (optical coherence tomography)

Abstract：網膜硝子体手術あるいは緑内障手術は，白内障手術との同時手術にすることで病態を改善するのに有効なことがある．その場合，網膜疾患を治癒させること，眼圧を下げて視野を温存することとともに最適な術後屈折と良好な術後視機能が求められる．潜在視力が不良であったり，もともと視力良好な目に手術を行う場合もあり，通常の白内障手術に勝るとも劣らないきびしい眼内レンズ度数選択が必要である．

目標屈折を決定するには，患者の生活状況について詳しく問診したうえで最も適切な屈折を提案し，本人の希望を確認したうえで決定する．眼軸長，角膜曲率，その他の屈折に関する要素の測定において，合併する疾患のために測定間違いを起こしたり，測定不能なことがある．病態に応じて測定結果を解釈したり，僚眼の情報，眼鏡の情報などをもとに適切なIOL度数を選択する．

はじめに

近年，白内障手術の安全性の向上により，視力良好でコントラスト感度が低下して霧視を自覚する段階での手術や，屈折矯正を主たる目的とする白内障手術眼内レンズ (IOL) 挿入も行われるようになった．

同様に網膜硝子体手術においても，機械器具の進歩で合併症が少なくなるとともに，例えば黄斑上膜手術においては，手術により視力が改善しても変視や大視症は残ることが多いため，変視や視力低下が軽いうちに手術を行うことも増えてきた．術後の核白内障進行にあらかじめ対処するとともに屈折矯正を兼ねた白内障手術を行うこともしばしばある．

緑内障手術においては，隅角の狭い症例において白内障手術を早期に行うことが隅角閉塞メカニズムを改善すること，開放隅角緑内障患者の白内障術後高眼圧に対処しつつ，緑内障患者の視機能を改善する目的で濾過手術と白内障手術を同時に行うこともしばしばある．

そのような網膜疾患治癒，緑内障の進行予防と良好な視機能獲得という目的達成のため，手術侵襲を極力少なくするとともに，適切なIOLを選択する必要がある．

網膜疾患や濾過手術を要する緑内障では，すでに中心網膜感度が損なわれている場合も多く，併施する白内障手術におけるIOL度数選定には通常の白内障手術以上に適切な屈折を提案し，本人の希望を確認したうえで限られた網膜感度を活かして最も良好な視機能を得るIOL度数を選定する．

---

* Naoko TACHI, 〒939-0243　射水市下若89-10　真生会富山病院アイセンター，センター長

一方，急性緑内障発作，裂孔原性網膜剥離など，緊急あるいは準緊急に白内障手術を含めた手術を行う際には，屈折要素の測定に困難を伴うという悪条件下にある．

　網膜硝子体手術，緑内障手術を行う際に水晶体摘出，眼内レンズ挿入を併施する場合の IOL 選択のコツについて述べる．

網膜硝子体手術と白内障手術との同時手術の諸問題

1．同時手術か単独手術か

a）硝子体手術後の核白内障進行

　硝子体単独手術を行った場合，核白内障が進行することは 1976 年に Michels により増殖糖尿病網膜症の硝子体手術において初めて報告された．高齢になるほど，またガス注入を行うほど術後白内障をきたす頻度が増加する[1]．平均年齢 50.9 歳の黄斑上膜硝子体手術後では 1 年後に約 2 D の近視化であるのに対して，平均年齢 53.6 歳の網膜剥離硝子体手術後では，1 年で約 4 D 近視化すると報告されている[1]．

b）核白内障進行の原因

　核白内障進行の原因には，酸化ストレスによる核内のグルタチオン増大と修復能の劣化が Beebe らにより 2010 年に指摘されており，年齢，近視による硝子体液化，手術による硝子体切除，ガス注入がこれに関与しているとみられる．25 G では 50 歳以上の症例に限定すると 79.3％に核白内障の進行がみられたとの報告[2]があり，平均年齢 50.9 歳の黄斑上膜硝子体手術後では 1 年後に約 2 D の近視化であるのに対して，平均年齢 53.6 歳の網膜剥離硝子体手術後では，1 年で約 4 D の近視化がみられたと報告されている[1]．

　糖尿病患者では網膜血流が障害されているために非糖尿病患者に比べて有意に眼内の酸素濃度が低いことが報告されている．虚血型糖尿病網膜症の症例では，硝子体手術後，核白内障が進行しにくいとの報告もある[3]．増殖糖尿病網膜症の広範な無灌流域を有する症例では，水晶体摘出眼内レンズ挿入併施硝子体手術後に血管新生緑内障を発症することがある．術中に周辺網膜に眼内光凝固を密に行ったうえで，術後定期的に隅角検査を行って，眼圧上昇をきたす前に血管新生緑内障を診断して，VEGF 阻害薬注入で新生血管の退縮を図るとともに，網膜光凝固を追加することが必要である．

c）不等像視

　左右のバランスについては，一般に 2 D 以上の左右差が生じると，両眼の完全矯正をした眼鏡を装用したときに屈折性の不等像による不快感を生じるとされている．したがって，左右差を 2 D 以内に，できれば 1.5 D 以内におさめるようにする必要がある．

　ただし，すでに日常的にコンタクトレンズを装用している場合，患眼の屈折異常を正視に近い軽度近視を目標に IOL を選択して，術後に僚眼をコンタクトレンズで適切に補正することも考慮できる．コンタクトレンズをそれまで使用していなかった中高年者では，新たにコンタクトレンズの装用を始めることはまず不可能と考え，左右差を生じないように考慮する．

d）網膜疾患による不等像と屈折性不等像

　黄斑上膜症例の 68％で大視症をきたし，黄斑円孔，網膜静脈閉塞症に伴う囊胞様黄斑浮腫，糖尿病黄斑浮腫，黄斑剥離後の網膜復位では逆に小視症をきたすことが報告されている[4]．屈折による不等像がこれに加わると，さらに不等像を悪化させることになる．網膜疾患による不等像を屈折性不等像で打ち消すことは理論上可能であるが，網膜疾患では変視も伴っているため，患眼を見えやすくすることで健眼に拮抗してかえって不快をもたらすこともある．少なくとも，網膜疾患による不等像を屈折性不等像でさらに悪化させることのないよう IOL 度数を選択する必要がある．言葉による説明で患者に理解を得るのは難しいので，トライアルコンタクトレンズを用いて術後の裸眼の状態，眼鏡装用した状態のシミュレーションをあらかじめ行っておくなど慎重にする必要があ

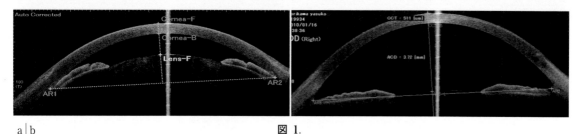

図 1.
a：急性緑内障発作眼術前の前眼部 OCT
b：白内障手術，隅角癒着解離術後の前眼部 OCT

る．黄斑上膜の手術では，変視および不等像視は手術を行っても残ることについて十分説明しておくことは言うまでもない．

2．網膜硝子体手術と白内障同時手術のメリット・デメリット

網膜硝子体手術に水晶体摘出，IOL 挿入の同時手術とするメリットは他に，水晶体に接触する心配なく周辺網膜に対する操作がしやすいこと，屈折異常にも同時に対応できることであり，そのために同時手術を選択する場合もある．強度の屈折異常眼の網膜疾患では，水晶体摘出，IOL 挿入により屈折異常を軽減できるので，同時手術を行うメリットがある．ただし，屈折の左右差ができたときコンタクトレンズ装用者であれば対応しやすいが，眼鏡装用の場合は左右差を 2 D 程度以下にしなければ不等像視のために眼精疲労をきたすおそれがある．僚眼にも白内障があれば，片眼の網膜疾患を治療した後，ある程度視力が改善してから僚眼の白内障手術を行って，屈折のバランスをとることも検討する．

一方，デメリットは，水晶体摘出により調節力を喪失すること，疾患や病態によっては眼軸長測定が不正確となるため，予期せぬ度数ずれを招くおそれがあること，気兼ねなく強膜を圧迫しながら周辺硝子体を切除する際に Zinn 氏小帯を傷害すれば，術後 IOL 脱臼をきたすおそれがあることなどである．

年齢によりその時点で残されている調節力，屈折異常，左右眼の屈折の差，眼鏡装用かコンタクトレンズ使用眼か，術後の黄斑機能の回復の程度と左右眼の見え方の差が問題になるか，網膜硝子体疾患の治療上水晶体を温存することによる操作の制限がどのくらい負担となるか，どの程度の操作の必要な疾患か，ガス注入が必要となるか，などを勘案して，水晶体温存か同時手術かを決定する．

緑内障手術と白内障手術の同時手術

1．PAC と PACS に対する白内障手術

急性および閉塞隅角緑内障の治療として，レーザー虹彩切開術(LI)，周辺虹彩切除術が行われてきたが，LI では角膜内皮障害から水疱性角膜症を併発するおそれがあることが指摘されている．我が国において角膜内皮移植に至る原因の最も多いものは LI と 2007 年に Shimazaki らにより報告されている．加えて LI，周辺虹彩切除術のいずれも，水晶体の膨化，前方移動が原因をなす急性緑内障発作では，発作を一時回避できても，隅角の癒着が進行して慢性閉塞隅角緑内障となるおそれがある．とりわけアジアでの LI の成績は欧米におけるものとは異なり，不良であることが 2000 年に Alsagoff らにより報告されている．

緑内障のうち瞳孔ブロックのあるものでは，点眼で眼圧がコントロールできていても，閉塞隅角機転が進行すると機能的隅角閉塞からやがて器質的隅角閉塞をきたしてコントロール不能の閉塞隅角緑内障となるため，瞳孔ブロックの解除を先に行うことにメリットがある(図 1)．PAC(primary angle closure)による隅角閉塞は，瞳孔ブロック，プラトー虹彩，水晶体因子，悪性緑内障の 4 種類の機序によると考えられている．白内障手術により，悪性緑内障以外のすべての機序を解除できる[5]．すでに器質的隅角閉塞を伴っている場合，白内障手術に加えて隅角閉塞の程度や，緑

内障の進行度合いによって，隅角癒着解離術，線維柱体切開術，濾過手術を併せて行うことがある．

眼圧上昇が著しくない状態で手術を行う場合，浅前房眼であるという点で注意を要することと，眼内レンズ度数選定においては，短眼軸眼における誤差に注意を要する[6]．

一方，急性緑内障発作眼に対する白内障手術は，角膜浮腫のために眼内透見性不良，Zinn氏小帯脆弱のため，破囊やZinn氏小帯断裂の危険が高いなど，技術的にいくつかの困難を伴うものであり，熟練者により合併症に配慮した無駄のない白内障手術を行う必要がある．

2．濾過手術と白内障手術の同時手術

白内障手術を濾過手術に先行して行う利点は，隅角閉塞機転のある緑内障では白内障手術のみで眼圧の下降が得られる場合があること，白内障治療による視力および屈折の改善であり，欠点は術後の眼圧上昇により緑内障が進行するリスクがあることと，もし結膜切開で行えば，濾過手術の成功率を下げるおそれがあることである．したがって，白内障手術を単独で行う利点が勝ると考えられる症例に限って角膜切開で行うことが推奨される．

濾過手術のみを行う場合，術後の核白内障進行のリスクと，後に行う白内障手術時に濾過胞が縮小する危険を伴うことである．また，濾過手術後は虹彩後癒着による散瞳不良をきたすことも多く，術中の瞳孔拡大や瞳孔切開により炎症が強まり緑内障の予後を悪化させるリスクもある．

濾過手術と白内障の同時手術の利点は，白内障手術後の一過性眼圧上昇によるリスクを軽減できること，緑内障手術後に必発の白内障進行[7]にあらかじめ対処できること，緑内障手術では効果がみられない視力改善効果が白内障手術では期待できることにある．一方，手技が複雑になることによる合併症の増加の懸念があり，広い術野を確保する必要がある[8]．

同時手術における眼内レンズ形状，材質の選択

1．硝子体手術との同時手術におけるIOL形状および材質の適・不適

硝子体手術との同時手術においては，水晶体囊が術中破損することもあり，囊中での安定性のよいIOLを選択することが望ましい．水晶体囊の中で回転しやすいIOLは水晶体囊の断裂部からIOLが硝子体腔に落下するおそれがある．また術中および術後の眼底視認性確保のため，光学部径が比較的大きく，光学部のedgeが眼底の視認性を妨げないタイプのIOLが望ましい．またシリコーン製のIOLはオイルとの親和性が高いために，オイル抜去してもオイルがIOLに付着して取れにくいことがあるため，シリコーンオイルを使用する可能性が想定される症例には使用しないことが望ましい．

2．多焦点IOLの適応

多焦点IOLは，その種類によって程度は異なるものの単焦点IOLに比較してコントラスト感度の低下を招くことが知られている．網膜疾患あるいは緑内障のために中心網膜感度が低下している場合，さらなるコントラスト感度の低下を招くおそれがあり，推奨できない．軽微な黄斑上膜など，黄斑機能がほぼ正常眼と変わらない場合，選択する可能性は残されている．

3．トーリックIOL

トーリックIOLは，同時手術においても選択は可能である[9]．ハードコンタクトレンズ装用者は近視と乱視がほぼ完全に矯正されている状態に慣れているため，IOL挿入により強度近視を補正できても角膜乱視が残ると霧視の訴えを招くことがある．また，硝子体操作中にIOL位置が変わるおそれがあるため，水晶体囊内で回転しにくいIOLを選択するとともに，手術終了時に固定角度を再確認する必要がある．

4．球面レンズか非球面レンズか

非球面IOLは高次収差を軽減するために開発され，近年の囊内固定でセンタリング良好な症例

にはよく採用されている．一方，瞳孔中央に固定されない場合，かえって収差が増す欠点がある．したがって，合併疾患に伴って IOL 偏位をきたすおそれのある場合，また眼内レンズ縫着あるいは強膜内固定などで偏心や傾斜が懸念される場合，球面レンズのほうがよい場合がある．

同時手術における IOL 度数選択

1．目標屈折値設定の方法

目標屈折は，屈折歴，患者の職業や趣味など生活上必要と考えられる明視距離と屈折に関する患者の希望，僚眼との屈折のバランスなどから決定する．左右差が 2 D 以上になると不等像視のため眼鏡装用は難しい．

屈折歴により，患者の述べる希望の意味するところが異なる点に注意を要する．例えば，「近くが見えるようにしたい」という希望も，正視，遠視眼では，30〜40 cm 離して新聞が読めればよいと考えていて，−0.5 D で十分満足が得られる．ところが，強度近視眼で眼鏡装用者では，眼前に近づけて見る癖になっているため，近点が 30 cm になると「近くが見えない」という不満となる．

2．中心視野喪失の場合の目標屈折

すでに網膜が変性あるいは，緑内障により中心感度が著しく損なわれている場合，残存視野を有効活用できる屈折を選択する．すなわち，健眼は希望により遠見または近見の希望屈折をねらい，患眼は視野を活かせるように，健眼とバランスのとれる範囲で健眼より遠方をねらう．

3．コンタクトレンズによるシミュレーション

比較的視力良好な状態で手術を行う場合，術後屈折についてトライアルコンタクトレンズでシミュレーションを行うことができる．屈折の左右差，遠見，近見視力など実際に体感してもらったうえで，再度屈折の希望を尋ねることで，満足度を上げることができる．

4．屈折歴をどう把握するか

術前の視力検査，屈折検査によって現時点の屈折状態を把握できるが，眼底病変による眼軸長の測定エラー，核白内障による近視化，いわゆる核性近視のために，本来の屈折と異なっている場合があることに注意を要する．現在装用しているコンタクトレンズ，眼鏡度数も屈折歴把握の参考になる．

屈折歴の問診には，遠用眼鏡，近用眼鏡やコンタクトレンズの装用歴，自動車運転免許の取得歴，眼鏡等の条件の有無を参考にする．

もともと正視ないし軽度遠視眼が核性近視となっている場合，現状近視だからと近視を目標屈折とすると遠方視困難で不満が出る場合がある．逆に核性近視で近方視が便利になっているのに，本来正視眼だからと正視ねらいとして，近業困難をきたすことがある．本来の屈折を把握したうえで，希望を確認する．

5．同時手術における屈折要素測定上の問題点

a）眼軸長測定機器の進歩と限界

従来，白内障硝子体同時手術で術後屈折が近視よりに誤差を生じることが Shioya らの 1997 年の報告以来，次々と報告されてきた．そして，眼軸長測定が正確になるにつれてその誤差は減少し，今日ではほとんど差がないという報告が出ている[10]．

超音波 A モードによる測定を行っていたときには，超音波そのものの測定精度に加え，測定時に眼球を圧迫してしまうおそれがあるため，実際より短く測定していた可能性がある．光学的眼軸長測定装置が登場してからは，非侵襲的に測定できるようになり，眼軸長測定の正確性は飛躍的に進歩した．

しかし，レーザー光が色素上皮に反射することを利用した測定であるため，網膜内あるいは網膜前にレーザー光を反射する病理的変化がある場合，眼軸長測定に誤差を生じる．IOL Master (Carl Zeiss Meditec) であれば，signal to noise ratio (SNR) として測定結果に併記されているので，信頼できる測定値かどうか確認に用いる．

b）黄斑上膜罹患眼の眼軸長測定

黄斑上膜においては，黄斑上膜の肥厚によりダ

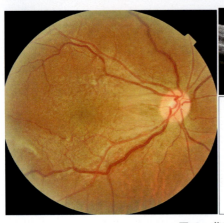
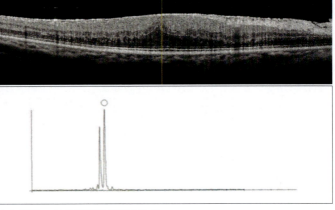

図 2. 黄斑上膜眼の光学的眼軸長測定結果

ブルピークを形成することがあり(図2),色素上皮面の反射がどれであるか,眼底所見と照合して測定値が正しい眼軸長を反映しているか検討する必要がある.

黄斑上膜でシングルピークの場合は,眼底所見と照合してどこを測定しているか判断する.薄い黄斑上膜であれば,黄斑上膜による波形が現れず色素上皮のシングルピークになっているとみられ,分厚い黄斑上膜や色素沈着を伴っている場合,黄斑上膜の前面を測定していると考えられる.その場合,optical coherence tomography(OCT)による中心窩網膜厚測定値を加算して真の眼軸長を推定する.

超音波 A モード法で測定の場合,黄斑上膜や黄斑浮腫があれば,眼軸長が短く測定される.OCT により計測した網膜厚を測定値に加えて補正を行うとほぼ適切な IOL 度数選択ができる[11].OCT による計測がかなわない場合,黄斑上膜や黄斑浮腫であれば,計算した IOL 度数から 0.5 D 少ない度数を選択すると誤差を少なくできる[11].

c) 網膜前および網膜内の混濁に要注意

網膜前出血(図3),網膜内出血,網膜内および網膜下硬性白斑など中心窩網膜前後に混濁があり,しかも光学的眼軸長測定の波形が乱れない場合が要注意である.硝子体出血であれば,波形が乱れて測定不能となるため誤解は生じにくい.波形が一見正しくとれたとき,眼底と照合せずに測定値を採用すると眼軸長測定エラーに気づかず屈折誤差を生じるおそれがある.

測定者,IOL 度数計算と最終決定の人が異なる場合,眼底所見,網膜所見と照合して中心窩の網膜厚を測定された眼軸長に加えて真の眼軸長を推定したうえで度数決定を行う必要がある.

今日では,swept source OCT を用いたさらに進化した光学的眼軸長測定装置が登場し,混濁の強い白内障,硝子体混濁があっても測定可能な症例の割合がさらに増えている.その場合でも,どこを測定しているかについて注意を払うことは重要である.

d) 網膜剝離眼

網膜剝離眼で黄斑剝離のない場合も,白内障手術との同時手術では概ね 0.35 D 近視よりに度数ずれが起こると報告されている[12].光学的眼軸長測定でも同様の結果[13)14)]であることから,IOL 固定位置がガス注入により前方にシフトしている可能性がある.

黄斑剝離眼では,光学的眼軸長測定を行っても網膜剝離による伴う低眼圧で,眼球が変形して,眼軸長は長くあるいは短く誤って測定される.また低眼圧のために角膜屈折力が増加していることもある.この場合,剝離網膜まで測定したとみられるみかけの眼軸長測定値と OCT による中心網膜厚による測定値から導かれた推定眼軸長(図4),剝離網膜で返される信号より弱い強度であっても光学的眼軸長測定の波形から読み取れる眼球壁からの信号を推測する.眼鏡度数からもともとの左右眼の屈折を推測し,眼軸長 1 mm が約 3 D 相当であることに基づいて健眼の眼軸長から患眼の眼軸長を導く,健眼の角膜曲率,眼軸長で IOL 度数を計算してから,眼鏡で推測された左右差を

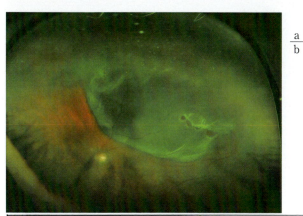
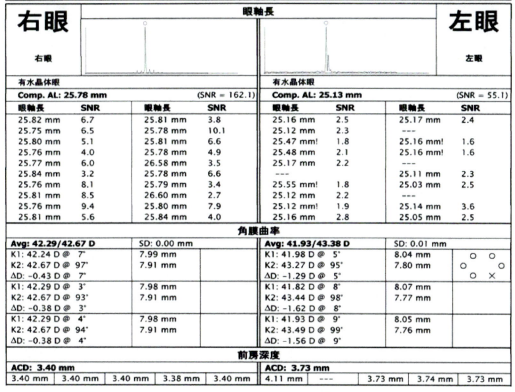

図 3-a, b. 黄斑剥離直後の網膜剥離眼の測定結果
a：左眼の耳上側格子状変性巣縁裂孔に起因する胞状網膜剥離で, 黄斑もすでに剥離している.
b：光学的計測の測定結果. 右眼：眼軸長 25.78 mm, 角膜曲率 42.29 D, 42.67 D. 左眼：眼軸長 25.13 mm, 角膜曲率 41.93 D, 43.38 D

0.7で除した度数ずれを加える, などの複数の計算方法を試み, 著しい度数エラーを起こさないように選択する[14].

強度近視眼の黄斑円孔網膜剥離, 脈絡膜剥離まで伴うような陳旧化した網膜剥離では, 黄斑部での網膜と色素上皮が接していて, 光学的眼軸測定を行うと低眼圧のため眼軸長はかなり短縮して測定される. この場合, 眼鏡度数の左右差と僚眼の測定値から推測して IOL 度数を決定する, あるいは二期的に IOL 挿入を行うことを検討する.

e）濾過手術後の眼球形状変化

濾過手術後の眼球形状変化として, 術前平均眼圧 19.0 mmHg が術後 3 か月に 9.5 mmHg, 6 か月に 10.5 mmHg となった際に, 光学的測定結果

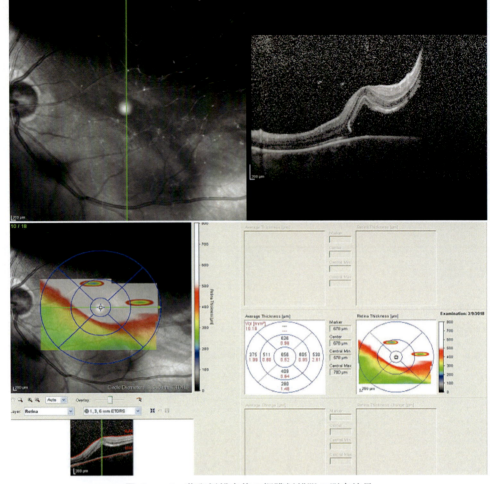

図 3-c, d. 黄斑剝離直後の網膜剝離眼の測定結果

c：中心窩下に網膜下液が貯留している．色素上皮から中心窩網膜表面までの距離の約 60% を網膜下液が占めている．

d：中心窩網膜厚の測定値 656 μm

視力測定結果：RV＝0.3（1.2×−2.5 D⌒cyl-0.75 D Ax70°），LV＝0.1（0.5×−1.25 D⌒cyl-1.25 D Ax60°）

眼鏡度数：右−2.75 D，左−1.75 D

測定結果の解釈：左眼の光学的眼軸長測定結果，25.13 mm は剝離網膜の前面，低いピークの 25.47 mm は剝離網膜の後面をひろっていると解釈する．25.13 mm に OCT による網膜厚 0.656 mm のうち網膜下液による部分は約 6/10 として，0.656×0.6 加えると 25.52 mm となる．眼軸長 1 mm の差が約 3 D に相当するので，左右の眼軸長差 0.26 mm は 0.78 D に相当し，左右眼の屈折差 1 D にほぼ一致する．左眼の眼軸長を 25.52 mm として計算することは妥当と考えられる．

として眼軸長は術後 3 か月，6 か月とも術前に比較して 0.14 mm の短縮，平均角膜曲率は術後 3 か月で 0.36 D，術後 6 か月で 0.28 D それぞれ術前より増加したとの報告がある[7]．

1 mm の眼軸長変化が約 3 D に相当するとみて，0.14 mm の眼軸長短縮は 0.42 D の遠視化に相当するものの，角膜曲率が 0.3 D 程度増加して近視化を招いてこれをほぼ相殺しているため，濾過手術の際の眼内レンズ選択においては，特に考慮する必要はないとみられる．

f）角膜曲率，眼軸長の測定が困難な場合

硝子体の出血混濁で光学的にも超音波 A モード法でも測定できない場合，超音波 B モードによる断層像と測定可能な僚眼の測定値から比例計算

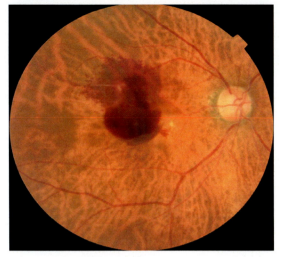

図4. 網膜細動脈瘤破裂による鏡面形成

で求めることができる.

急性緑内障発作眼では角膜浮腫のために光学的眼軸長測定,角膜曲率の測定が困難な場合がある.光学的に測定可能な場合は,測定値はほぼ信頼に値するものであるが,測定不可能な場合,僚眼の測定結果と,眼鏡度数などから推定した患眼の屈折をもとにIOL度数を計算する.急性緑内障発作眼は短眼軸であることが多く,角膜曲率もしばしば標準からはずれる.SRK-T式の他のIOL計算式を複数用いてIOLを選択することが推奨される[15].

g) コンタクトレンズ装用者のIOL度数決定

コンタクトレンズ装用により角膜曲率が平坦化しているため通常の白内障手術では手術前にコンタクトレンズの装用を一定期間中止して計測を行う.網膜剝離など緊急性を要する場合,コンタクトレンズをはずしてから手術までの間に十分な時間がとれない場合もある.そのときには手術直前に再度計測を行うほか,若干の近視化が起こることを考慮してIOL度数を選択する.また強度近視眼ではSRK-T式による予想よりも遠視側にずれることがしばしばあることを考慮のうえIOLを選択する[6].

おわりに

同時手術は手術回数を減らして患者の負担を軽減しながら,白内障による混濁除去,屈折の問題解決というよい方法である一方,手技の複雑化による合併症,IOL度数決定上の諸問題を考慮して行う必要がある.今日の白内障手術では,前房深度を測定してより正確に術後屈折を予測するようになっており,同時手術においても今後そのようにしてさらに精密にIOL度数を選択する方向に進むであろう.

文 献

1) Iwase T, Yamamoto K, Yanagida K, et al: Change in refraction after lens-sparing vitrectomy for rhegmatogenous retinal detachment and epiretinal membrane. Medicine (Baltimore), **95**(32): e4317, 2016.

2) Ibarra MS, Hermel M, Prenner JL, et al: Longer-term outcomes of transconjunctival sutureless 25-gauge vitrectomy. Am J Ophthalmol, **139**: 831-836, 2005.

3) Holekamp NM, Bai F, Shui YB, et al: Ischemic diabetic retinopathy may protect against nuclear sclerotic cataract. Am J Ophthalmol, **150**: 543-550, 2010.

4) Okamoto F, Sugiura Y, Okamoto Y, et al: Aniseikonia in various retinal disorders. Graefes Arch Clin Exp Ophthalmol, **255**(6): 1063-1071, 2017.

5) 栗本康夫:原発閉塞隅角緑内障の眼圧上昇機序とその対策—瞳孔ブロック.あたらしい眼科,**29**(5):595-599,2012.

6) 島村恵美子,須藤史子:長眼軸,短眼軸の眼内レンズ度数決定.あたらしい眼科,**30**(5):587-592,2013.

7) Alvani A, Pakravan M, Esfandiari H, et al: Ocular Biometric Changes after Trabeculectomy. J Ophthalmic Vis Res, **11**(3): 296-303, 2016.

8) 石田恭子:開放隅角緑内障に対する白内障同時手術(濾過手術).眼科手術,**29**(2):175-181,2016.

9) 永江功治,舘奈保子,植田芳樹ほか:白内障硝子体手術でのトーリック眼内レンズの有効性について.臨眼,**69**(10):1513-1515,2015.

10) van der Geest LJ, Siemerink MJ, Mura M, et al: Refractive outcomes after phacovitrectomy surgery. J Cataract Refract Surg, **42**(6): 840-845, 2016.

11) Sun HJ, Choi KS: Improving intraocular lens

power prediction in combined phacoemulsification and vitrectomy in eyes with macular oedema. Acta Ophthalmol, **89**(6) : 575-578, 2011.
12) Cho KH, Park IW, Kwon SI : Changes in postoperative refractive outcomes following combined phacoemulsification and pars plana vitrectomy for rhegmatogenous retinal detachment. Am J Ophthalmol, **158**(2) : 251-256, 2014.
13) 白谷　徹, 清水公也, 高野雅彦ほか：裂孔原性網膜剝離に対する白内障手術併用硝子体手術後の屈折誤差. 眼臨紀, **3**(8) : 818-822, 2010.
14) 植田芳樹, 舘　奈保子, 木村友剛ほか：裂孔原性網膜剝離に対する硝子体白内障同時手術の術後屈折誤差. IOL & RS, **25** : 401-405, 2011.
15) Joo J, Whang WJ, Oh TH, et al : Accuracy of intraocular lens power calculation. formulas in primary angle closure glaucoma. Korean J Ophthalmol, **25**(6) : 375-379, 2011.

特集／これでわかる眼内レンズ度数決定のコツ

術中計測による IOL 度数計算のコツと術後屈折誤差への対応

荒井宏幸*

Key Words：術中波面解析装置 (intraoperative aberrometry)，残余乱視 (residual astigmatism)，NRR (no recommend rotation)，LASIK (laser in situ keratomileusis)，Add on レンズ (Add on intraocular lens)

Abstract：術中波面解析装置 ORA™ の臨床応用により，角膜形状異常や屈折矯正手術後など IOL 度数計算が難しい症例に対しても精度のよい結果を得られるようになった．また，toriclOL の軸角度決定においても，眼球の全乱視を測定し適切な固定軸方向に toric 軸を合わせることが可能となっている．そして，術後の屈折誤差が生じた場合には，レーシックによる touch up や 2 次挿入用の Add on レンズが有効であり，多焦点眼内レンズなど良好な裸眼視力を求める症例に対しての最終的な解決方法となる．今後，精度の良い白内障手術が求められる時代において，重要になると思われる 2 つの技術について解説した．

術中計測による IOL 度数計算

1．術中計測の有用性

　光学的眼軸長測定装置が普及し，白内障手術における IOL 度数計算の精度は飛躍的に向上した．標準的な眼球であれば，ほぼ目標通りの術後屈折値が得られるようになったが，長・短眼軸，フラットまたはスティープな角膜形状など，プロポーションの悪い眼球においては，従来の計算式では対応できない症例も存在する．また，近年におけるプレミアム IOL の発展と普及により，乱視矯正も含めて術後屈折誤差を極小にしなければならない症例も多くなってきている．白内障手術の周辺環境が変化する中で，術中計測という革新的な技術を実現したのが術中波面測定装置 ORA™（アルコン社製）である[1]．

2．ORA™ の基本構成

　ORA™ は 3 つの要素から構成される．第 1 の要素は顕微鏡に取り付けるアベロメーターである．測定装置であり，かなり大きい印象である．顕微鏡下の working distance が減少するため，今後の小型化が望まれる（図 1）．第 2 の要素はサージカルカートと呼ばれる本体部分である．アベロメー

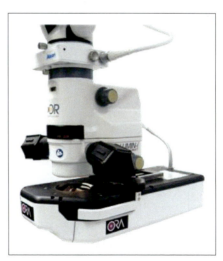

図 1．顕微鏡に取り付ける ORA® の外観
ユニットとしてはかなり大きい．硝子体手術の広角観察システムとの共存は難しい．

---

* Hiroyuki ARAI, 〒220-6208　横浜市西区みなとみらい 2-3-5　クイーンズタワー C8F　みなとみらいアイクリニック，理事長

ターの測定結果をモニター表示するとともに,通信回線により米国のサーバーと連動している.全世界から集計された手術結果をもとに,IOL毎の最新のノモグラム計算がなされており,サージカルカート内のディスクは常にサーバーと同期している(図2).第3の要素は,アナライザーと呼ばれるソフトウエアである.術前および術後のデータを入力する.サージカルカートと連動しており,術前データは術中計測の基本情報となる.また術後データの入力により,サーバー内でのノモグラム計算に反映されるのと同時に,術後結果の統計的な報告を受けることが可能である(図3).

3. どのような症例に有効なのか
a)角膜形状異常の症例

円錐角膜・角膜移植後・LASIK後・RK後・角膜外傷後などの角膜変形または形状異常などがある症例では,術前のIOL度数計算には限界がある.術中計測とIOL挿入後の屈折度数の確認により,最適な結果を得ることが可能となった[2].

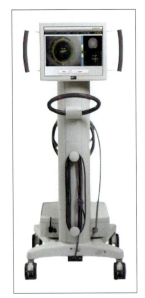

図 2. ORA®の本体ユニット(サージカルカート)
手術室内に設置する.設置には光回線が必要である.米国のサーバーと常に同期しているため,IOL度数計算の係数は常に最新のものに更新されている.

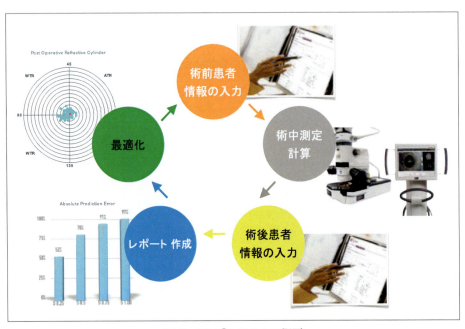

図 3. ORA®システムの概要
術前および術後のデータをアナライザーに入力することにより,サーバー内でレンズ毎の係数の最適化がなされる.手術時には常に最適化された計算式にてIOL度数の計算結果が表示される.サーバーでの最適化は世界からのデータが反映される.

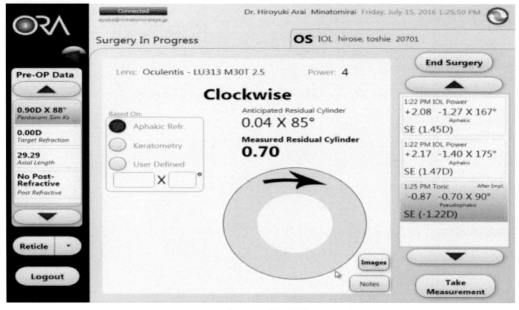

図 4. ORA®による乱視軸補正の画面
現在の IOL 位置では残余乱視が 0.7D であるため,IOL を時計回りに回転する必要があることを指示している.

b) 光学的眼軸長測定が不能の症例

ORA™における術中 IOL 度数計算においても,術前の眼軸長測定結果は重要な要素であるが,IOL 挿入後の屈折度数を確認し,必要であれば術中に IOL を入れ替えることが可能である.

c) プロポーションの悪い症例

長眼軸・短眼軸の症例や,眼軸に比して角膜曲率がスティープまたはフラットな症例などは,IOL 度数計算式の誤差が大きくなることが多い.ORA™では,無水晶体での屈折度数を計算式に導入するため,こうしたプロポーションの悪い症例でも対応することが可能となっている.

d) toric IOL

ORA™の優れた機能の1つに toric IOL 使用時における回転方向の指示がある.ORA™の計測する乱視度数は,角膜前後面を含めた全眼球乱視であるので,toric IOL 挿入後に計測された乱視はすべて残余乱視となる.ORA™は挿入された toric IOL にて残余乱視が極小となるように,IOL の回転すべき方向を指示することができる.そして残余乱視が 0.5 D 以下となった時に,NRR(no recommend rotation)と表示される(図 4,5)[3)4)].

e) 多焦点眼内 IOL

術後の屈折誤差そのものが手術の結果に直結するのが多焦点 IOL である.エキシマレーザーを持っている施設であれば,術後のタッチアップという解決手段があるが,大多数の施設では IOL 度数計算での勝負になる.ORA™による手術終了時の屈折誤差計測は参考値であるが,そこで正視が得られたならば,手術翌日の屈折誤差に関する危惧は解消される.

4. ORA™測定のコツとデータの読み方

a) 眼圧の調整と角膜表面の均一性

IA による皮質吸引が終了し,水晶体嚢内が完全に除去された後,粘弾性物質または BSS にて眼圧を整える.20 mmHg 以上に調整したところで ORA™の測定準備に入る.その際,角膜表面を十分に濡らし,均一な反射となるよう留意する.角膜表面が不均一に乾いていると正確な測定にはならないからである.

b) 測 定

測定は約 2~3 秒の間に 40 回行われる.その際には測定可能表示として測定中心が緑色に点灯しており,眼球運動などで測定エリアを外れると,赤色表示される.40 回の測定中に赤色表示がなるべく出ないように固視誘導することがポイントである.

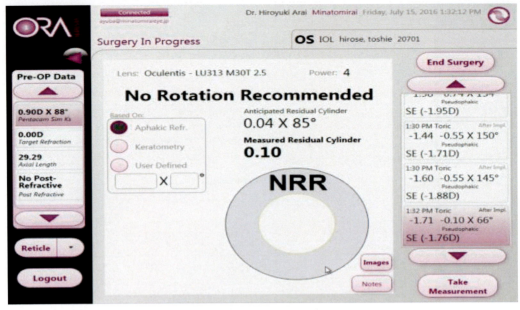

図 5．ORA®による乱視軸決定の画面
図4の指示の通りにIOLを回転させ，再度測定した画面である．残余乱視は0.1Dとなり，NRR（No Rotation Recommended）という表示が確認できる．

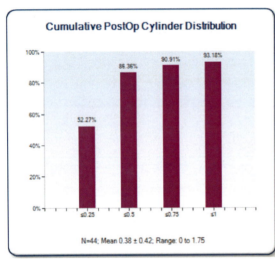 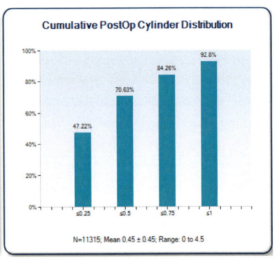

図 6．残余乱視のレポート画面　　　　　　　　　　　　　　　　　　　　　　　　a｜b
aが筆者の施設，bが全世界の平均を示している．使用したtoricレンズにおける術後残余乱視の平均値である．±0.25D以内となったのは52.27％であり，良好な結果といえる．

c）測定結果の読み方

測定の再現性は極めて高いが，手術中の生体計測である以上，誤差が出る可能性を常に念頭に置いて結果を判断することが大切である．術前検査の結果の方が正確なケースや，ORA™の結果のほうが正しいケースもあり，それぞれの測定結果の信頼度を考慮して柔軟な度数決定を心がけることが大切である．

ORA™の乱視軸測定は極めて正確であり，toric IOL を使用する際には非常に有益である．当院での toric IOL 後の残余乱視のデータを図6に示す．

術後屈折誤差への対応

1．術後屈折誤差対策の必要性

白内障手術にIOLが用いられ，普及しはじめ

た頃では，術後の眼鏡装用は必然のような印象であったが，現在では良好な裸眼視力が当然のように求められるケースも多い．また使用されるIOLにも，toric IOLや多焦点IOLといった付加価値のついた眼内レンズが臨床使用されており，このことは手術を受ける側のニーズがより高くなっていることを反映していると考えられる．今や白内障術後の裸眼視力は術後結果の最大のポイントの1つとなっている．

一方でLASIKを中心としたエキシマレーザーによる屈折矯正手術は，すでに25年以上の歴史を経て屈折異常の外科的矯正方法として定着している．そして軽度から中等度の屈折異常に対するLASIKの矯正精度は，ほぼ±0.25Dの領域である．またLASIKによるタッチアップは単焦点レンズのみならず多焦点レンズにおいても有効である[5〜7]．

最近では，2次挿入用の追加レンズ（Add onレンズ）も開発されている．球面度数と乱視度数だけではなく，回折構造を有した多焦点レンズもラインナップされている．今回は，白内障術後の屈折矯正誤差対策として，LASIKおよびAdd onレンズを中心にその有用性を述べる．

2．エキシマレーザーによるタッチアップ

a）LASIKとPRKの選択肢

さまざまな基礎疾患を有する可能性がある高齢者に対して，角膜上皮の治癒過程が結果に大きな影響を及ぼすPRKは選択しにくい．マイクロケラトームやフェムトセカンドレーザーを使用しないPRKは，比較的瞼裂の狭い高齢者には有利であるが，視力回復の早さや角膜上皮の回復状態に影響を受けないLASIKを第一選択としたいところである．そして「翌日に見える」LASIKは特に高齢者において，無用な不安を抱かせない手技として優れている．

b）Wave front guided LASIKの有用性

現在のLASIKにおいては，術後のハロー・グレアといった視機能の低下を防ぐために，波面収差解析に基づくレーザーの照射が可能になってお

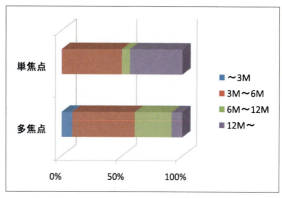

図7．白内障手術からtouch upまでの時期
多焦点IOLを希望するケースは，良好な裸眼視力を求める傾向があるため，touch upの時期も，単焦点IOLの群に比較して早いことがわかる．

り，wave front guided LASIKといわれている．最近のIOLには球面収差補正がなされているものもあるが，術後の全眼球収差には個体差があり，同一規格の収差補正値では限界があると思われる．IOL眼に対するwave front guided LASIKでは，手術によって誘発された高次収差も含めての矯正が可能であり，また，虹彩紋理を認識して乱視軸を決定するシステムにより軸ずれも極めて少ない．

＜対象と結果＞

対象は1年間の経過が観察可能であった95眼．そのうち単焦点は47眼，多焦点は48眼である．平均年齢は63.9歳であった．男性39人，女性56人であった．白内障術後のtouch upまでの時期を図7に，裸眼視力の経過を図8に，満足度の分布を図9に示す．

3．Add onレンズによるタッチアップ

LASIKによるタッチアップは有効であるが，エキシマレーザーが必要なため一般の施設での普及には限界がある．一方，2次挿入用に開発されたいわゆるAdd onレンズであれば，白内障手術に必要な設備があれば導入することができるため，広く普及する可能性は高いと思われる．筆者が主に使用している1stQ社製AddOn®レンズを中心に述べることにする．

＜1stQ社製AddOn®の特徴＞

1stQ社製AddOn®はアクリル製の1-piece構造である．4か所のリング状ループを持ち安定性

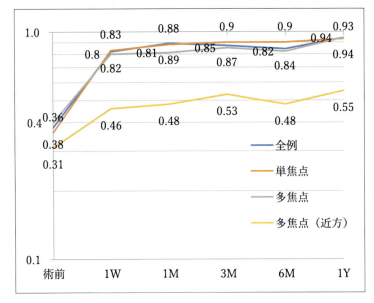

図 8. レーシックによる touch up の術後裸眼視力の経緯

安定した結果が得られている．多焦点 IOL の場合には近方裸眼視力も向上している．多焦点レンズでは 6 か月以降に後発白内障に対する YAG レーザーを施行することが多いため，図のような変化を示した．

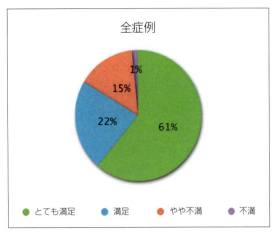

図 9. Touch up の術後満足度

ほぼ 80% の症例にて満足が得られているが，やや不満・不満症例も存在し，今後の課題となり得ると思われる．

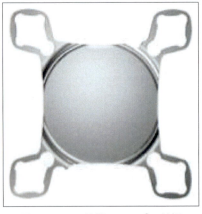

図 10. 1stQ 社製 AddOn® の外観

独特の 4 つのリング状ループである．図は球面レンズである．乱視用レンズ・多焦点レンズの外観も同様である．レンズ素材は親水性アクリルである．

	AddOn refractive	AddOn toric				AddOn progressive	
モデル番号	A4SW00	A4TW0T	A4TW00	A4FW0T	A4FW00	A4DW0M	A4EW0M
S	−10.0〜+10.0D 0.25Dステップ					0.0D	−5.0〜−0.5D +0.5〜+5.0D 0.25Dステップ
SE		0.0D		−10.0〜+10.0D 0.25Dステップ (0.0Dを除く)			
C		1.50〜4.50D 0.75Dステップ	5.25〜8.25D 0.75Dステップ 9.00〜11.00D 1.00Dステップ	1.50〜4.50D 0.75Dステップ	5.25〜8.25D 0.75Dステップ 9.00〜11.00D 1.00Dステップ		
加入度数							+3.0D

図 11. AddOn® の製作範囲表

白内障術後の屈折誤差に対しての矯正範囲としては十分なラインナップであるが，多焦点レンズにおける乱視用の開発が待たれるところである．

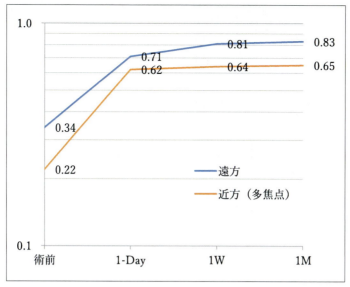

図 12. AddOn®の術後裸眼視力(n＝9)
術後の視力は安定して経緯している．条件の厳しい症例としては
良好な結果であった．

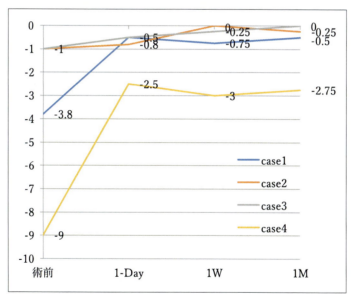

図 13. AddOn®乱視用レンズの乱視度数の経緯
手術翌日より安定した乱視矯正効果が得られていることがわかる．
Case 4 は角膜移植眼である．

を確保している(図10)．このリング状のループは，毛様溝間の大きさの違いにもループを変形させることで対応しており，光学部の中心安定性に寄与している．材質は親水性アクリルである．球面レンズ・乱視レンズ・多焦点レンズ(乱視なし)がラインナップされている．それぞれの製作範囲を図11に示す．

AddOn®の最大の特徴は，アクリルレンズであるため，嚢内での開き方が緩徐な点である．前房内のみでのレンズの展開はイメージよりも窮屈なものであり，レンズのコントロール性が極めて重要なのである．切開創は約3mmで，専用のカートリッジにて挿入する．慣れてくると先行する2つのループをレンズ挿入時に虹彩下に入れること

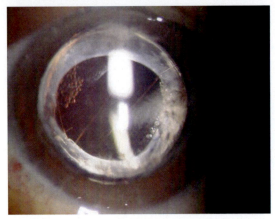

図 14. 乱視用 AddOn®の細隙灯顕微鏡写真
角膜移植後眼の術後乱視に対して乱視用 AddOn®を挿入した. 2～8 時に見えるのがトーリックラインである.

も可能で，ストレスなく手術を終了することができる．多焦点レンズは，加入度数が+3.0 D であり，中心部が 3 mm の回折構造を持つアポダイズレンズである．原理的には Alcon 社製 ReStore® と同様の原理で作られている.

1stQ 社製 AddOn®の成績を図 12, 13 に示す．n 数が少ないため傾向としてのデータであるが，裸眼視力・多焦点における近方視力の改善が認められることがわかる．今回の症例の中には，中等度以上の円錐角膜や角膜移植後も含まれており，そうした背景を考えると良好な成績であるといえよう．乱視矯正においても改善が認められ，残余乱視の矯正方法として効果的であることがわかる (図 14).

4. LASIK と Add on レンズの選択について

矯正精度からいえば LASIK に軍配が上がるであろう．LASIK は 0.5 D 程度の軽度の屈折異常にも対応できるという優位性も持っている．しかし LASIK では，フラップトラブルや術後のドライアイなどの合併症に対する対応も念頭に置かなければならない.

RK 後，円錐角膜，角膜移植後など，眼内レンズ計算が困難な場合などは，Add on レンズという選択肢があると非常に有用であろう[8]．術後の屈折誤差が比較的大きい場合には，Add on レンズでの矯正が特に効果的と考えられる．術後の経過観察のポイントも通常の白内障手術と同様であ

り，その点は術者にとってのストレスは少ないと考えられる.

屈折矯正的白内障手術の今後

現在の技術的水準を鑑みれば，近い将来にはAI(artificial intelligence)の導入により，術後屈折誤差は相当に減少する方向になるであろう．その一方で，術後の屈折誤差に対する過剰なクレームも増加する可能性もある.

言うまでもなく白内障手術は眼科手術医療の核である．現在の平均寿命や就労年齢の上昇などを考慮すれば，良好な視機能の維持は医療全体の中でも大きなウェイトを占めてくるであろう．そうした状況の中で，屈折矯正的な白内障手術へのニーズは今後も増加することは容易に想像される．我々眼科医は，時代のニーズを常に意識し，新しい知識や技術の習得を怠ってはならない.

今回述べた術中計測や術後タッチアップの技術は，未だ広く普及しているものではないが，それを実際に行っている施設にとっては日常的に行われている医療である．医療施設間の格差が大きくなることは，国全体としても好ましいものではないと考えられるため，多くの眼科医が屈折矯正的な白内障手術への興味と関心を持ち，先進的な技術を取り入れてほしいと願っている.

文　献

1) Davison JA, Potvin R：Preoperative measurement vs intraoperative aberrometry for selection of intraocular lens sphere power in normal eyes. Clin Ophthalmol, **17**(11)：923-929, 2017.
2) Fram NR, Masket S, Wang L：Comparison of intraoperative aberrometry, OCT-based formura, Higis-L, and Masket formulae for IOL power calculation after laser vision correction. Ophthalmology, **122**(6)1096-1101, 2015.
　Summary LASIK 後の IOL 度数計算における ORA™の精度を評価している論文.
3) Hatch KM, Woodcock EC, Talamo JH：Intraocular lens power selection and positioning with and without intraoperative aberrometry. J Refract

Surg, **31**(4) : 237-242, 2015.
4) Woodcock MG, Lehmann R, Cionni RJ, et al : Intraoperative aberrometry versus standard preoperative biometry and a toric IOL calculator for bilateral toric IOL implantation with a femtosecond laser : one-month results. J Cataract Refract Surg, **42**(6) : 817-825, 2016.
5) Kim P, Briganti EM, Sutton GL, et al : Laser in situ keratomileusis for refractive error after cataract surgery. J Cataract Refract Surg, **31**(5) : 979-986, 2005.
6) Piñero DP, Espinosa MJ, Alió JL : LASIK Outcomes Following Multifocal and Monofocal Intraocular Lens Implantation. J Refract Surg, **11** : 1-9, 2009.
7) 荒井宏幸, 坂谷慶子, 酒井誓子 : 多焦点眼内レンズ挿入眼に対する LASIK による touch up の検討. あたらしい眼科, **34**(6) : 893-898, 2017.
Summary 多焦点 IOL 眼への touch up の有効性を検証した論文.
8) Thomas BC, Auffarth GU, Reiter J, et al : Implantation of three-piece silicone toric additive IOLs in challenging clinical cases with high astigmatism. J Refract Surg, **29**(3) : 187-189, 2013.

眼科月刊誌 OCULISTA 小児関連特集号のご案内

Monthly Book　OCULISTA
各号　定価3,000円＋税
Ｂ５判　オールカラー

No.53　2017年8月号
複視を診たらどうするか
編集企画　加島陽二（日本大学准教授）

さまざまな原因によって引き起こされる複視。診察の基本、特徴、鑑別方法から治療法までエキスパートが詳説。日常診療ですぐに役立つ知識をまとめた一冊です。

No.43　2016年10月号
色覚異常の診療ガイド
編集企画　市川一夫（中京病院／中京眼科視覚研究所）

学校健診で色覚検査の実施が推奨されるようになり、臨床現場でも色覚異常に対する深い知識と理解が求められています。検査、学校での対応、将来の職業適性など幅広く詳説。

No.40　2016年7月号
発達障害者（児）の眼科診療
編集企画　田淵昭雄（川崎医療福祉大学特任教授）

眼科診療で発達障害を見逃さず、適切な診断・治療・指導を行うことは患児の将来にとって極めて重要です。すべての眼科医に知ってほしい発達障害の知識を網羅した一冊。

No.28　2015年7月号
小児眼科診療のコツと注意点
編集企画　東　範行（国立成育医療研究センター）

さまざまな視点からアプローチし、さらに大人との違いも踏まえて診なければならない小児の眼診療。早期発見、早期治療により最善策をとるため本誌を有効にご活用ください。

No.25　2015年4月号
斜視診療のコツ
編集企画　佐藤美保（浜松医科大学病院教授）

早期発見と正確な診療がカギを握ることが多い斜視について、眼科医に役立つ最新情報を解説。さまざまな原因から起きる斜視の臨床の実際が分かる一冊です。

No.24　2015年3月号
眼科アレルギー診療
編集企画　福島敦樹（高知大学教授）

眼科アレルギー疾患について臨床ですぐに役立つよう、疾患分類、具体的な治療法を、最新データを用いて実際的に解説。より精度の高い診断と治療に向けてご活用ください。

No.23　2015年2月号
ポイント解説　眼鏡処方の実際
編集企画　長谷部　聡（川崎医科大学教授）

屈折矯正の基本である眼鏡処方について、一味も二味も異なる矯正法を提供できる、実践的な解説をコンパクトにまとめました。さっと開いてぜひ日常診療にご活用ください。

全日本病院出版会
〒113-0033　東京都文京区本郷 3-16-4　Tel：03-5689-5989
http://www.zenniti.com　Fax：03-5689-8030

全日本病院出版会のホームページの"きっとみつかる特集コーナー"をご利用下さい!!

- 学会売上好評書籍のご案内や関連特集本コーナーで欲しい書籍が見つかりやすくなりました。
- 定期雑誌の最新号や、新刊書籍の情報をすばやくお届けします。
- 検索キーワードの入力でお探しの本がカンタンに見つかる、便利な「検索機能」付きです。
- 雑誌・書籍の目次、各論文のキーポイントも閲覧できます。

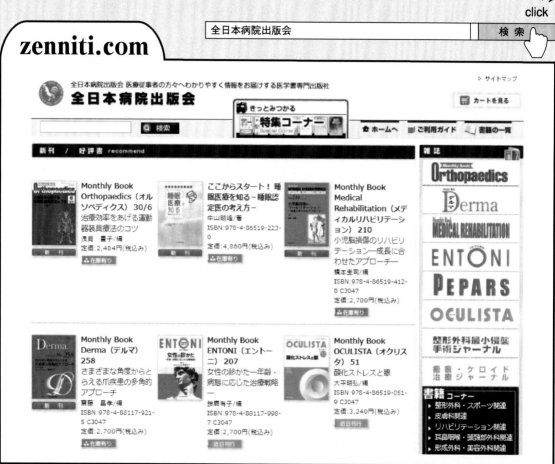

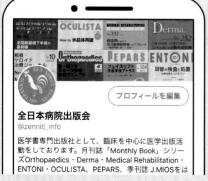

全日本病院出版会 公式 twitter 始めました!

弊社の書籍・雑誌の新刊情報、好評書のご案内を中心に、タイムリーな情報を発信いたします!
全日本病院出版会公式アカウント (**@zenniti_info**) をぜひご覧ください!

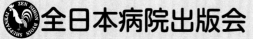

全日本病院出版会 〒113-0033 東京都文京区本郷 3-16-4　Tel:03-5689-5989
http://www.zenniti.com　Fax:03-5689-8030

FAXによる注文・住所変更届け

改定：2015年1月

　毎度ご購読いただきましてありがとうございます．
　読者の皆様方に小社の本をより確実にお届けさせていただくために，FAXでのご注文・住所変更届けを受けつけております．この機会に是非ご利用ください．

◇ご利用方法
　FAX専用注文書・住所変更届けは，そのまま切り離してFAX用紙としてご利用ください．また，注文の場合手続き終了後，ご購入商品と郵便振替用紙を同封してお送りいたします．**代金が5,000円をこえる場合，代金引換便とさせて頂きます**．その他，申し込み・変更届けの方法は電話，郵便はがきも同様です．

◇代金引換について
　本の代金が5,000円をこえる場合，代金引換とさせて頂きます．配達員が商品をお届けした際に，現金またはクレジットカード・デビットカードにて代金を配達員にお支払い下さい（本の代金＋消費税＋送料）．（※年間定期購読と同時に5,000円をこえるご注文を頂いた場合は代金引換とはなりません．郵便振替用紙を同封して発送いたします．代金後払いという形になります．送料は定期購読を含むご注文の場合は頂きません）

◇年間定期購読のお申し込みについて
　年間定期購読は，1年分を前金で頂いておりますため，代金引換とはなりません．郵便振替用紙を本と同封または別送いたします．送料無料，また何月号からでもお申込み頂けます．
　毎年末，次年度定期購読のご案内をお送りいたしますので，定期購読更新のお手間が非常に少なく済みます．

◇住所変更届けについて
　年間購読をお申し込みされております方は，その期間中お届け先が変更します際，必ずご連絡下さいますようよろしくお願い致します．

◇取消，変更について
　取消，変更につきましては，お早めにFAX，お電話でお知らせ下さい．
　返品は，原則として受けつけておりませんが，返品の場合の郵送料はお客様負担とさせていただきます．その際は必ず小社へご連絡ください．

◇ご送本について
　ご送本につきましては，ご注文がありましてから約1週間前後とみていただきたいと思います．お急ぎの方は，ご注文の際にその旨をご記入ください．至急送らせていただきます．2〜3日でお手元に届くように手配いたします．

◇個人情報の利用目的
　お客様から収集させていただいた個人情報，ご注文情報は本サービスを提供する目的（本の発送，ご注文内容の確認，問い合わせに対しての回答等）以外には利用することはございません．

　その他，ご不明な点は小社までご連絡ください．

株式会社 全日本病院出版会
〒113-0033 東京都文京区本郷3-16-4-7F
電話 03(5689)5989　FAX03(5689)8030　郵便振替口座 00160-9-58753

FAX 専用注文書 眼科1805

年　　月　　日

○印	雑誌・書籍名	定価(税込)	冊数
	MB OCULISTA　年間定期購読お申し込み（送料弊社負担） 2018年1月～12月（No.58～69：計12冊）	41,040円	
	2017年　月～12月（～No.57）		
	MB OCULISTA No.48　眼科における薬物療法パーフェクトガイド＜増大号＞	5,400円	
	MB OCULISTA No.55　緑内障診療に役立つ検査ノウハウ	3,240円	
	MB OCULISTA No.54　実践 黄斑浮腫の診療	3,240円	
	MB OCULISTA No.53　複視を診たらどうするか	3,240円	
	MB OCULISTA No.52　初診外来担当医に知っておいてほしい眼窩疾患	3,240円	
	MB OCULISTA No.51　酸化ストレスと眼	3,240円	
	MB OCULISTA No.50　眼科で見つける！全身疾患	3,240円	
	MB OCULISTA バックナンバー（号数と冊数をご記入ください） No.		
	伊藤病院ではこう診る！甲状腺疾患超音波アトラス 新刊	5,184円	
	ここからスタート！眼形成手術の基本手技 新刊	8,100円	
	Non-Surgical 美容医療超実践講座	15,120円	
	ここからスタート！睡眠医療を知る	4,860円	
	超アトラス眼瞼手術―眼科・形成外科の考えるポイント― 増刷	10,584円	
	イチから知りたいアレルギー診療	5,400円	
	実地医家のための甲状腺疾患診療の手引き 増刷	7,020円	
	アトラスきずのきれいな治し方 改訂第二版 増刷	5,400円	
	PEPARS No.123　実践！よくわかる縫合の基本講座＜増大号＞	5,616円	
	PEPARS No.87　眼瞼の美容外科 手術手技アトラス＜増大号＞	5,400円	
	PEPARS No.51　眼瞼の退行性疾患に対する眼形成外科手術＜増大号＞	5,400円	

お名前　フリガナ　　　　　　　　　　㊞　　　診療科

ご送付先　〒　-

□自宅　　□お勤め先

電話番号　　　　　　　　　　　　□自宅　□お勤め先

バックナンバー・書籍合計 5,000円以上のご注文は代金引換発送になります

―お問い合わせ先―
㈱全日本病院出版会営業部
電話 03(5689)5989

FAX 03(5689)8030

全日本病院出版会行
FAX 03-5689-8030

年　月　日

住所変更届け

お名前	フリガナ	
お客様番号		毎回お送りしています封筒のお名前の右上に印字されております8ケタの番号をご記入下さい。
新お届け先	〒　　　　　都道府県	
新電話番号	（　　　）	
変更日付	年　月　日より	月号より
旧お届け先	〒	

※ 年間購読を注文されております雑誌・書籍名に✓を付けて下さい。
- ☐ Monthly Book Orthopaedics （月刊誌）
- ☐ Monthly Book Derma. （月刊誌）
- ☐ 整形外科最小侵襲手術ジャーナル （季刊誌）
- ☐ Monthly Book Medical Rehabilitation （月刊誌）
- ☐ Monthly Book ENTONI （月刊誌）
- ☐ PEPARS （月刊誌）
- ☐ Monthly Book OCULISTA （月刊誌）

FAX 03-5689-8030
全日本病院出版会行

Monthly Book OCULISTA バックナンバー一覧

2018.6. 現在

通常号 3,000 円+税　　増大号 5,000 円+税

2013 年
- No. 1　眼科 CT・MRI 診断実践マニュアル　編／後藤　浩
- No. 2　こう活かそう！OCT　編／飯田知弘
- No. 3　光凝固療法実践マニュアル　編／小椋祐一郎
- No. 4　再考！近視メカニズム—実臨床のために—　編／不二門尚
- No. 5　ぶどう膜炎外来診療　編／竹内　大
- No. 6　網膜静脈閉塞症の診療マニュアル　編／佐藤幸裕
- No. 7　角結膜感染症の外来診療　編／近間泰一郎
- No. 8　糖尿病網膜症の診療　編／北野滋彦
- No. 9　緑内障性視神経症の診断　編／富田剛司

2014 年
- No. 10　黄斑円孔・上膜の病態と治療　編／門之園一明
- No. 11　視野検査 update　編／松本長太
- No. 12　眼形成のコツ　編／矢部比呂夫
- No. 13　視神経症のよりよい診療　編／三村　治
- No. 14　最新 コンタクトレンズ処方の実際と注意点　編／前田直之
- No. 15　これから始める ロービジョン外来ポイントアドバイス　編／佐渡一成・仲泊　聡
- No. 16　結膜・前眼部小手術 徹底ガイド　編／志和利彦・小早川信一郎
- No. 17　高齢者の緑内障診療のポイント　編／山本哲也
- No. 18　Up to date 加齢黄斑変性　編／髙橋寛二
- No. 19　眼科外来標準検査 実践マニュアル　編／白木邦彦
- No. 20　網膜電図 (ERG) を使いこなす　編／山本修一
- No. 21　屈折矯正 newest—保存療法と手術の比較—　編／根岸一乃

2015 年
- No. 22　眼症状から探る症候群　編／村田敏規
- No. 23　ポイント解説 眼鏡処方の実際　編／長谷部聡
- No. 24　眼科アレルギー診療　編／福島敦樹
- No. 25　斜視診療のコツ　編／佐藤美保
- No. 26　角膜移植術の最先端と適応　編／妹尾　正
- No. 27　流出路再建術の適応と比較　編／福地健郎
- No. 28　小児眼科診療のコツと注意点　編／東　範行
- No. 29　乱視の診療 update　編／林　研
- No. 30　眼科医のための心身医学　編／若倉雅登
- No. 31　ドライアイの多角的アプローチ　編／高橋　浩
- No. 32　眼循環と眼病変　編／池田恒彦
- No. 33　眼内レンズのポイントと合併症対策　編／清水公也

2016 年
- No. 34　眼底自発蛍光フル活用　編／安川　力
- No. 35　涙道診療 ABC　編／宮崎千歌
- No. 36　病的近視の治療 最前線　編／大野京子
- No. 37　見逃してはいけない ぶどう膜炎の診療ガイド　編／竹内　大
- No. 38　術後感染症対策マニュアル　編／鈴木　崇
- No. 39　網膜剝離の診療プラクティス　編／北岡　隆
- No. 40　発達障害者(児)の眼科診療　編／田淵昭雄
- No. 41　網膜硝子体疾患の薬物療法—どこまでできるか？—　編／岡田アナベルあやめ
- No. 42　眼科手術後再発への対応　編／石井　清
- No. 43　色覚異常の診療ガイド　編／市川一夫
- No. 44　眼科医のための救急マニュアル　編／高橋春男
- No. 45　How to 水晶体再建　編／鈴木久晴

2017 年
- No. 46　見えるわかる 細隙灯顕微鏡検査　編／山田昌和
- No. 47　眼科外来 日帰り手術の実際　編／竹内　忍
- No. 48　眼科における薬物療法パーフェクトガイド 増大　編／堀　裕一
- No. 49　クローズアップ！交通眼科　編／近藤寛之
- No. 50　眼科で見つける！全身疾患　編／平塚義宗
- No. 51　酸化ストレスと眼　編／大平明弘
- No. 52　初診外来担当医に知っておいてほしい眼窩疾患　編／野田実香
- No. 53　複視を診たらどうするか　編／加島陽二
- No. 54　実践 黄斑浮腫の診療　編／大谷倫裕
- No. 55　緑内障診療に役立つ検査ノウハウ　編／中野　匡
- No. 56　こんなときどうする 眼外傷　編／太田俊彦
- No. 57　臨床に直結する眼病理　編／小幡博人

2018 年
- No. 58　スポーツ眼科 A to Z　編／枝川　宏
- No. 59　角膜潰瘍の診かた・治しかた　編／白石　敦
- No. 60　進化する OCT 活用術—基礎から最新まで— 増大　編／辻川明孝
- No. 61　イチからはじめる神経眼科診療　編／敷島敬悟
- No. 62　実践！白内障難症例手術に挑む　編／徳田芳浩・松島博之

各号の詳細は弊社ホームページでご覧いただけます。
➡ http://www.zenniti.com/

次号予告(7月号)

日常診療で役立つ眼光学の知識

編集企画/北里大学准教授　川守田拓志

【屈折矯正法と眼光学】
眼鏡とコンタクトレンズの眼光学…………魚里　　博
満足度の高い眼鏡・コンタクトレンズ
　　合わせ…………………………………梶田　雅義
屈折矯正手術の眼光学……………………五十嵐章史
眼内レンズの眼光学………………………日高　悠葵ほか

【検査と眼光学】
日常診療で役立つ角膜形状解析…………高　　静花
日常診療で役立つ収差・散乱解析………川守田拓志
眼底検査に必要な眼光学…………………野田　　徹

【融合領域の眼光学】
ロービジョンケアに必要な眼光学………川瀬　芳克
弱視・斜視の屈折矯正……………………佐藤　美保
近視進行予防における屈折矯正…………長谷部　聡

掲載広告一覧

カールツァイスメディテック　46
santec　72

| 編集主幹：村上　晶　順天堂大学教授
　　　　　高橋　浩　日本医科大学教授 | No. 63　編集企画：
須藤　史子　東京女子医科大学東医療センター教授 |

Monthly Book OCULISTA No. 63

2018年6月15日発行(毎月15日発行)
　　定価は表紙に表示してあります.
　　　　　　　Printed in Japan

発行者　末　定　広　光
発行所　株式会社　全日本病院出版会
〒113-0033 東京都文京区本郷3丁目16番4号7階
　　電話 (03)5689-5989　Fax (03)5689-8030
　　郵便振替口座 00160-9-58753
印刷・製本　三報社印刷株式会社　電話 (03)3637-0005
広告取扱店　㈱メディカルブレーン　電話 (03)3814-5980

© ZEN・NIHONBYOIN・SHUPPANKAI, 2018

・本誌に掲載する著作物の複製権，翻訳権，上映権，譲渡権，公衆送信権(送信可能化権を含む)は株式会社
　全日本病院出版会が保有します．
　JCOPY <(社)出版者著作権管理機構　委託出版物>
　本誌の無断複写は著作権法上での例外を除き禁じられています．複写される場合は，そのつど事前に，(社)出版
　者著作権管理機構(電話 03-3513-6969, FAX 03-3513-6979, e-mail: info@jcopy.or.jp)の許諾を得てください．
・本誌をスキャン，デジタルデータ化することは複製に当たり，著作権法上の例外を除き違法です．代行業者等の
　第三者に依頼して同行為をすることも認められておりません．